Dr A. Guépin

Chirurgien chef du service des voies urinaires à l'hôpital Péan
Professeur libre de clinique spéciale

Le Traitement de l'Hypertrophie sénile de la Prostate

Paris, FÉLIX ALCAN, éditeur, 1905.

LE TRAITEMENT

DE L'HYPERTROPHIE SÉNILE DE LA PROSTATE

DU MÊME AUTEUR

Œuvres complètes du Dr E. Reliquet (sur les voies urinaires), réunies et publiées par A. Guépin. Paris, 1895, 5 volumes. Bataille, éditeur.

Les glandes de l'urètre (en collaboration avec le Dr E. Reliquet). Paris, 1894-1895, 2 volumes. Bataille, éditeur.

L'hypertrophie sénile de la prostate. Paris, 1900, 1 volume. Vigot, frères, éditeurs ; prix : 3 francs.

LE TRAITEMENT
DE L'HYPERTROPHIE SÉNILE
DE
LA PROSTATE

PAR

LE Dr A. GUÉPIN
Chirurgien chef du service des voies urinaires à l'hôpital Péan,
Professeur libre de clinique spéciale,

PARIS
FÉLIX ALCAN, ÉDITEUR
108, BOULEVARD SAINT-GERMAIN, 108

1905

PRÉFACE

Depuis déjà bien des années que je publie sans trêve sur le traitement de l'hypertrophie sénile de la prostate, je n'ai jamais manqué de rappeler les conditions indispensables dans lesquelles doit nécessairement se placer tout chercheur désireux d'atteindre le but. J'ai montré avec persistance, que pour établir une thérapeutique quelconque ayant chance de triompher de la mode et pouvant supporter sans crainte l'épreuve du temps, il fallait d'abord y avoir été conduit par une méthode sévère ; ensuite, en avoir contrôlé minutieusement les effets sur les malades de catégories diverses. Nous souvenant toujours des règles si précises formulées par Descartes pour diriger avec certitude notre raisonnement, ne nous fiant jamais aux apparences, n'acceptant une théorie que comme une hypothèse, nous nous sommes attachés longtemps, feu mon maître E. Reliquet et moi, à refaire — ou plutôt à faire — l'anatomie et la physiologie normales de la prostate, l'anatomie et la physiologie pathologiques, etc., en un mot à prendre la question dès l'origine. Faisant table rase pour un moment de ce qui nous avait été appris et de ce que nous avions cru sur l'autorité des auteurs, nous avons avec patience, recommencé notre instruction, avant de rien publier sur la prostate. On sait qu'elle a été la fortune de notre ouvrage : *les Glandes de l'urètre* (Paris, 1894-1895). Sans vouloir y trouver matière à prétentions, puisque le champ scientifique appartient à tous ceux qui le travaillent et que les découvertes des uns procèdent toujours beaucoup des recherches des autres, connus et inconnus, je peux dire que de cette époque datent, des idées nouvelles qui depuis sont partout acceptées : l'origine glandulaire (ou épithéliale) de l'hypertrophie sénile de la prostate, les rapports du cancer et de l'hypertrophie, le massage de la prostate, l'examen du suc prostatique comme moyen de sémiologie ; et tant d'autres, que je signalerai au cours de ce volume. La même méthode nous a permis de combattre à leurs débuts la cystostomie sus-pubienne, la castration, la vasectomie, l'angio-neurectomie, toutes opérations réputées curatives de la prostatite sénile, tombées aujourd'hui dans l'oubli après que nous avions annoncé avec preuves à l'appui leur caducité prochaine et définitive. Qu'on reprenne les *Bulletins* de l'Académie de médecine depuis 1895, les *Bulletins* de l'Académie des sciences depuis 1898, et on verra si nos opinions ont jamais tant soit peu varié ! Nous répétons sans cesse la même chose, parce que c'est toujours la même chose : Sans méthode, on ne peut arriver à rien ; sans doctrine, un système est lettre morte.

Par conséquent, quoiqu'il soit impossible de concevoir le *traitement logique*, *rationnel*, de l'hypertrophie sénile de la prostate, sans le travail préparatoire indispensable que nous fîmes jadis feu E. Reliquet et moi, je ne reviendrai ici tout d'abord que sur quelques notions d'anatomie et de physiologie encore peu répandues avant d'aborder le traitement lui-même ; je dirai quelle est la nature exacte de la prostatite sénile ; car le traitement rationnel est nécessairement aussi étiologique ; je m'attacherai à la prophylaxie et à la curabilité, bien certaine dans quelques cas, pour qui sait voir et qui veut soigner.

Dans notre étude précédente : l'*hypertrophie sénile de la prostate*, (Paris 1900), j'avais trop à dire pour accorder au traitement seul les développements qu'il mérite. Je complète ce travail aujourd'hui et j'y ajoute le résultat de cinq années d'expérience. Le lecteur comparera mes textes ; le praticien pèsera mes arguments avec les connaissances que lui donne sa pratique ; le malade choisira entre les moyens que je propose, toujours inoffensifs, sinon efficaces, et les procédés héroïques, merveilleux pour un temps, discrédités bien vite, qui promettent toujours la guérison radicale et qui ne donnent trop souvent aux prix des plus cruels sacrifices, qu'une déception s'ajoutant aux souffrances.

Ce n'est pas à dire qu'il faut rejeter avant tout examen les opérations palliatives au nombre desquelles se place au premier rang la prostatectomie périnéale; mais on doit savoir ne leur demander que ce qu'elles peuvent donner! J'aurai à m'expliquer sur ces paroles.

TRAITEMENT

DE

L'HYPERTROPHIE SÉNILE

DE LA PROSTATE

CHAPITRE PREMIER

PROSTATE ET VÉSICULES SÉMINALES

Les appareils glandulaires annexés à l'urètre masculin sont de deux ordres : les uns formés de glandes à mucus disposées dans la sous-muqueuse et dont le rôle consiste à lubrifier d'une façon constante la muqueuse urinaire ; les autres à fonction intermittente et à proprement parler génitale, formant en dehors de la couche musculaire péri-urétrale un groupe fort important : la prostate. Ces glandes sous-musculaires présentent avec les vésicules séminales malgré les apparences contraires, une très grande analogie. A plusieurs reprises et en particulier dans les « *Glandes de l'Urètre* », j'ai eu l'occasion d'insister sur ce fait qui offre d'ailleurs un incontestable intérêt.

1° Au point de vue *anatomique*, rien ne ressemble plus à une glande de la prostate qu'une vésicule séminale convenablement étalée. Ici et là, on trouve une couche musculaire lisse entourant les culs-de-sac et les conduits excréteurs à leur origine, dont les fibres ne forment pas de plans distincts, mais paraissent enchevêtrés, et que nous appelons « muscles expulseurs intrinsèques ». C'est dans cette couche épaisse que cheminent les nombreux vaisseaux ; et, à sa face interne, les anastomoses lymphatiques constituent un réseau serré qui reste séparé de l'épithélium par la membrane propre, doublée elle-même de fibres musculaires disposées dans le sens du grand axe des culs-de-sac et des conduits excréteurs. Il est difficile de reconnaître l'existence de deux couches musculaires superposées, décrites par quelques auteurs, l'une circulaire externe, l'autre longitudinale interne, et peut être même de considérer à part les quelques éléments contractiles lisses dont nous signalons la présence à la surface des culs-de-sac et des canaux excréteurs.

On sait que la vésicule séminale est essentiellement constituée par un volumineux conduit central sur lequel se branchent des rameaux plus petits. Chacun de ces derniers représente une glande prostatique ; il est long (un à six centimètres), flexueux encore plus que dans la prostate, relativement énorme ; sur lui, viennent s'aboucher irrégulièrement des culs-de-sac cylindriques et allongés. Une membrane propre, transparente, supporte un épithélium considéré parfois comme stratifié, mais dont les éléments sont, au contraire, disposés sur une seule couche. Les plus petits, arrondis, se logent entre les pieds effilés des plus grands, près du point où ceux-ci se fixent à la membrane propre. Dans la prostate, il est facile de distinguer les deux formes cellulaires, dont l'aspect, la configuration, le noyau, le protoplasma, l'aptitude à se colorer avec le picro-carmin, sont suffisamment caractéristiques.

En somme, la vésicule ne se sépare nettement d'une glande prostatique que par la présence d'un conduit collecteur central ; on conçoit et on concevra encore mieux tout à l'heure pourquoi ce fait ne saurait constituer une différence entre les deux organes que nous comparons.

2° *Physiologiquement* parlant, les analogies sont aussi frappantes. Le liquide sécrété par les vésicules est d'un blanc crémeux, épais, sans viscosité ni état filant (Ch. Robin). Il tient en suspension de fines granulations et on y rencontre des masses visqueuses qui deviendront des sympexions, de rares cellules épithéliales cylindriques, jamais de globules blancs à l'état tout à fait normal, bien entendu. Les sympexions eux-mêmes sont à peine un produit pathologique. Ces corpuscules jaunâtres, cireux, transparents, peu réfringents, friables, présentent des stries concentriques et leur diamètre peut atteindre un dixième de millimètre. Les sympexions de la vésicule forment souvent des masses aréolaires ; les gouttes de substance visqueuse dont procèdent les sympexions et qui englobent souvent des spermatozoïdes lorsqu'elles viennent des cavités vésiculaires, se colorent, comme celles de la prostate, en jaune avec l'iode, en rouge intense avec la fuschine ; dans les deux cas, l'acide acétique les gonfle, puis les dissout.

Dans les conduits excréteurs de la prostate et dans ceux de la vésicule, il y a toujours une certaine quantité de sécrétion accumulée. Mais ceci n'a en réalité qu'une médiocre importance, car il s'agit peut-être d'un phénomène cadavérique. La sécrétion de ces deux organes glandulaires, continue ou discontinue, s'exagère notablement et quoi qu'il en soit, sous l'influence de l'excitation génitale. A ce moment seul, elle mérite d'être étudiée. Alors la réplétion des cavités glandulaires n'est pas douteuse et l'exploration méthodique par le rectum servirait au besoin à en fournir la démonstration. Si les volumineux conduits excréteurs ne remplissent que temporairement le rôle de réservoir pour les produits de sécrétion que les cellules épithéliales des culs-de-sac et des canaux sécréteurs y déversent, dans la vésicule séminale, le conduit principal et axial contient souvent des spermatozoïdes. Il n'en contient d'ailleurs pas toujours chez l'homme en nombre appréciable, ce qui semble d'accord avec les résultats de l'expérimentation chez certains animaux. Il faut pour en trouver, soit un état pathologique que nous ne chercherons pas actuellement à définir, soit une continence datant de plusieurs semaines chez les sujets d'âge et d'habitudes génitales. La fonction de ce tube axial est donc non seulement de collecter les sécrétions vésiculaires pendant les phases préparatoires de l'éjaculation, mais aussi probablement de recevoir une partie du sperme testiculaire.

Pour que ces appareils puissent sans cesse et en particulier au moment où se manifeste dans son intégrité leur puissance sécrétoire, retenir les liquides et ne point les laisser s'écouler par la *vis a tergo* dans l'urètre, au fur et à mesure de leur production, il est de toute nécessité que l'orifice de leurs canaux excréteurs soit normalement fermé. Il l'est, en effet, par l'élasticité des tissus qui le bordent (muqueuse urétrale) ; et, en outre, la lumière déjà virtuelle des conduits excréteurs est oblitérée : passivement aussi par l'élasticité des tissus qu'ils traversent (centre fibreux de la prostate, sphincters urétraux), activement par la contraction de ces mêmes muscles. A des nuances près, il en est de même pour la prostate et pour les vésicules. L'excrétion, pour les deux organes est un phénomène intermittent, brusque, simultané, régi par une influence nerveuse identique, mais provoqué par leur réplétion, par la contraction des muscles expulseurs intrinsèques (muscles propres), agissant synergiquement avec les expulseurs extrinsèques (muscles de l'effort). Cette synergie est indispensable pour que se produise ce que l'on pourrait dénommer le premier temps de l'éjaculation.

Des considérations précédentes très brièvement résumées, mais déjà, comme il a été dit, bien des fois exposées dans des publications antérieures, on peut conclure que les glandes prostatiques et les vésicules séminales sont des organes tout à fait analogues. Quand on songe, de plus, à la communauté d'origine de leurs vaisseaux, de leurs nerfs, du moment où elles entrent en activité pour un même acte sous la dépendance d'un même réflexe, leurs relations pathologiques sont déjà plus que probables et attendues; l'examen des faits justifie cette hypothèse.

Les troubles sécrétoires, et excrétoires, dans un des deux systèmes mis en comparaison, marchent presque toujours ensemble, et il est souvent délicat de savoir ceux qui ont commencé, quand ils n'ont point débuté simultanément. Cependant les uns et les autres se rencontrent d'une façon passagère sans donner lieu à des symptômes qui attirent l'attention du malade et le décident à se soigner. Il en résulte, en outre, que fort longtemps, ils restent négligés ou méconnus et qu'une complication inflammatoire est très ordinairement nécessaire pour que l'on songe à les faire rechercher et à leur opposer une thérapeutique convenable. D'ailleurs, en grande majorité, les médecins qui étudient la pathologie génitale semblent s'efforcer de ne pas tenir compte de la physiologie normale et pathologique des appareils glandulaires de l'urètre ; nous suivons la méthode absolument opposée et les résultats de notre pratique ne nous engagent point à quitter cette voie.

La prostate et les vésicules séminales peuvent aussi être intéressées isolément et l'on conçoit très bien, par exemple qu'il y ait prostatite sans vésiculite ou inversement. Mais si la chose est admissible au premier abord pour les états inflammations aigus, elle est déjà moins certaine pour les inflammations chroniques; très douteuse, quand il s'agit de modifications fonctionnelles préparées de longue main par des causes d'ordre général et local.

La stagnation des sécrétions dans les glandes génitales a les mêmes raisons d'être pour les deux organes : l'insuffisance (relative ou absolue) des muscles expulseurs intrinsèques ou extrinsèques, que ce soient les uns à l'exclusion des autres ou tous à la fois; ou bien, l'exagération des forces de fermeture (sphincters), négligeant le cas accidentel et consécutif à la stagnation elle-même, de l'oblitération des canaux excréteurs par corps étrangers ou gonflement inflammatoire. Comme conséquence et toujours : la prostate et les vésicules se laissent distendre, puis dilater par les sécrétions.

Les changements circulatoires qui résultent de la stagnation, l'excitation des glandes par la présence de liquides en quantité anormale dans leur cavité, suffisent déjà à augmenter l'activité de la sécrétion et à entretenir les spasmes urétraux; les agents infectieux trouvent facilement dans ce vase semi-clos un terrain favorable à leur pullulation et au développement de leur virulence. A leur tour, ils deviennent le facteur principal de l'hypersécrétion et de la dilatation glandulaires. Les transformations subies par les sécrétions stagnantes aboutissent à la constitution de calculs (rares), de sympexions (très ordinaires), qui oblitèrent d'une façon complète ou incomplète la lumière des conduits excréteurs.

Dans la colique spermatique (Reliquet)[1] qui peut être définie : « un ensemble d'accidents douloureux, avec ou sans aspermatisme, provoqué par la réplétion anormale des vésicules, reconnaissant pour cause les contractions de la tunique musculaire propre de la glande distendue parfois enflammée, sur des produits de sécrétions ne pouvant être totalement expulsés », et qui est un état intermédiaire entre les conditions physiologiques et les inflammations vésiculaires (spermatocystite), il est embarrassant de faire la part exacte, tant au point de vue objectif que subjectif, de ce qui dépend de la prostate et de ce qui tient à la vésicule seule. Dans les infections caractérisées et chroniques des glandes génitales, les lésions prostatiques et vésiculaires sont contemporaines, identiques, et réclament une même thérapeutique basée sur la connaissance approfondie de tout ce qui précède. Peut-être à cause de sa situation plus accessible, de son volume plus considérable, l'intérêt est-il

1. A. Guépin, *Colique spermatique*, brochure, Paris, 1894.

surtout captivé par la prostate malade ; on oublie presque les vésicules également compromises et leurs états morbides qui retentissent tout autant sur la miction.

Qu'il s'agisse de prostatite blennorrhagique, tuberculeuse, néoplasique (souvent au début), d'hypertrophie sénile de la prostate surtout à ses deux premiers stades anatomo-pathologiques, prostate et vésicules sont intéressées par l'hypersécrétion, la stagnation, enfin la dilatation avec transformations glandulaires. En un mot, il n'y a guère d'affections chroniques absolument localisées dans la prostate ou dans les vésicules sans que l'autre appareil soit lui aussi atteint du même mal.

Analogies anatomiques, analogies physiologiques, relations pathologiques enfin, entre ces deux organes encore si mal connus, tout est clair et facilement démontrable. Mais il y a plus ; et ce sera notre conclusion qui se présente actuellement toute seule et que l'expérience a depuis longtemps justifiée : le traitement des maladies des glandes génitales est dans ses grandes lignes, identique pour les unes et pour les autres ; il doit nécessairement s'appuyer sur tout ce que l'étude triplement envisagée nous apprend de leur structure, de leurs fonctions et des liens qui les unissent.

LE SUC PROSTATIQUE

En 1894, avec « Les glandes de l'urètre », j'ai saisi l'Académie de médecine d'une méthode nouvelle de diagnostic et de pronostic, tirée de l'examen du suc prostatique et partant des caractères des sécrétions normales. Ces moyens nouveaux viennent non pour exclure les autres plus connus, mais pour les compléter et les contrôler toujours.

Dans cette voie, j'ai eu des devanciers ; entre autres : Ch. Robin (*Traité des humeurs*), Reliquet (*Leçons sur les maladies des voies urinaires*). Mais si Ch. Robin avait engagé Reliquet à examiner soigneusement le suc prostatique de tous ses malades et si ce dernier, pendant vingt ans, ne manqua jamais de le faire et de consigner les résultats de cet examen dans de nombreuses observations (les glandes de l'urètre), en revanche il me laissa le soin de traiter la question dans son ensemble et d'en faire une étude de séméiologie. J'indique ici ce que le praticien doit en connaître pour le traitement de l'hypertrophie prostatique.

Le suc prostatique normal[1]. — A l'état tout

1. A. Guépin, *Communication à l'Académie de médecine*, 7 avril 1903 ; 13 octobre 1903 ; *Académie des sciences*, 3 octobre 1904.

à fait normal, la prostate contient toujours dans ses canaux une quantité appréciable de sécrétions (Charles Robin).

Il ne me paraît pas nécessaire d'insister longuement sur l'importance clinique de l'examen du suc prostatique, puisque l'on sait désormais que la plupart sinon toutes les affections de la prostate, sont d'origine, de nature et d'évolution glandulaires (Reliquet et Guépin) c'est-à-dire intéressent à des degrés divers mais essentiels, l'épithélium sécréteur qui remplit les culs-de-sac et une partie des canaux prostatiques. Du suc normal, il devient facile de passer aux modifications quantitatives et qualitatives de la sécrétion glandulaire et, rapprochant les résultats de cette analyse des symptômes déjà connus, d'en tirer dès à présent des conclusions diagnostiques et pronostiques valables. Je l'ai montré ailleurs, ne serait-ce que dans les multiples publications dont l'Académie de médecine a bien voulu le plus souvent accueillir le résumé : diagnostic précoce de la prostatite tuberculeuse ; cancer glandulaire de la prostate; prostatite sénile, etc.

Mais pour la clarté de l'exposition du sujet, qui, pour n'être pas entièrement nouveau, comme à peu près tout ce que nous pouvons entreprendre, reste cependant méconnu de la plupart des spécialistes, je n'envisagerai actuellement que le suc prostatique normal.

On le recueille sur un sujet d'âge moyen, dans la période génitale active, n'ayant jamais eu aucune infection urétrale. Le toucher rectal pratiqué suivant la méthode que j'ai décrite dans tous ses détails (comment il faut explorer la prostate, *Journal des Praticiens*, 1er février 1896), amène au méat une goutte ou deux de sécrétions prostatiques. On les reçoit sur une lame de verre préalablement tiédie par la flamme de la lampe à alcool et aussitôt on les examine.

Le suc glandulaire est un liquide d'aspect laiteux, non filant, légèrement alcalin. Il convient de faire remarquer que ces quatre qualificatifs ne sont pas appliqués à la légère; car on a beaucoup discuté déjà sur chacun d'eux, des auteurs recommandables ayant toujours décrit le suc prostatique comme épais, clair, filant entre les doigts et de réaction acide. Le papier rose de tournesol vire toujours au violet au contact du suc normal et frais. Quant à ses autres caractères, il suffit de connaître l'anatomie et la physiologie des glandes urétrales sous-muqueuses (Littre), intra-musculaires (Méry-Cooper), sous-musculaires (prostate et vésicules), pour différencier leurs produits sans hésitation possible. La quantité habituellement obtenue est variable;

nulle, quand un coït a récemmeent favorisé l'évacuation complète des cavités glandulaires; plus abondante après une période d'abstinence, sans jamais dépasser quelques gouttes.

La lame de verre est portée sous le microscope et ici, avec un faible grossissement, sans aucune compétence spéciale, sans le moindre réactif chimique, voici ce que tout praticien peut voir et doit voir dans les conditions purement physiologiques où nous nous plaçons par hypothèse :

L'aspect laiteux du liquide est dû à des granulations sombres ou très brillantes suivant la mise au point de l'instrument, de dimensions variables quoique égales entre elles mais surtout très fines, qui ressemblent disait Reliquet, à des têtes de spermatozoïdes séparées de la queue. Pas d'autres éléments figurés, sauf parfois et par exception de très rares leucocytes, ou également de très rares cellules, soit cylindriques, à noyau apparent, soit arrondies avec un noyau énorme plus coloré que l'ensemble cellulaire.

Les sympexions, le sang, les spermatozoïdes peuvent en dehors des états pathologiques caractérisés, se rencontrer dans le champ du microscope. Ils ne permettent pas actuellement de conclure même à un trouble fonctionnel persistant. C'est pourquoi je les signale ici.

Les sympexions de la grosseur d'un globule blanc ou mêmes moindres, sont des masses irrégulières, fermes, jaunâtres, à stries concentriques ou aréolaires (vésicule) ; ils se trouvent de préférence plus nombreux avec l'âge chez les continents absolus ou relatifs, comme les petits amas de substance visqueuse, non filante d'où ils semblent procéder et que le vésicule contient parfois en grande abondance. Le sang se reconnaît à ses globules rouges, isolés ou empilés ; les spermatozoïdes vivants, à leur mobilité et à leur forme. Ceux-ci (toujours peu abondants et très mobiles tant que la lame reste bien humectée et tiède) sont l'indice d'une continence datant de plusieurs semaines, ainsi que l'avait déjà observé Charles Robin.

Le suc prostatique normal ne contient *aucune* forme cristalline quand il n'est pas desséché.

Il est parfois superflu d'aller plus loin en pratique, mais cependant il reste bon de savoir que les granulations du suc prostatique normal sont formées de graisse phosphorée ; que les globules blancs et rouges peuvent comme les granulations elles-mêmes, être accusés davantage par leurs réactifs spéciaux; que les cellules cylindriques ou arrondies et leurs noyaux, seront facilement rapportées à leur point d'origine (culs-de-sac et conduits sécréteurs prostatiques) par l'étude de leurs réactions particulières; que les sympexions et les masses de substances visqueuses ont des propriétés distinctives. Ce n'est point actuellement le but que je poursuis, voulant montrer et ne montrer pour le moment que les aperçus suivants :

Le suc prostatique normal peut être recueilli isolément sur un sujet normal ;

Il peut être examiné par tout spécialiste urologue dépourvu de connaissances histologiques étendues ;

Cet examen peut aussitôt lui servir à affirmer l'intégrité des fonctions sécrétoires et excrétoires de la prostate;

Certains éléments, tels que les spermatozoïdes, ne viennent pas bien entendu, de la prostate, mais sans doute des canaux éjaculateurs ou des vésicules comprimés pendant le toucher rectal.

En somme, le suc prostatique est normal lorsque se plaçant dans les conditions requises, on le reconnaît peu abondant, laiteux, non filant, alcalin et lorsque le miscroscope n'y révèle qu'une émulsion régulière et fine de graisse phosphorée.

Quelques très rares leucocytes ou quelques

très rares cellules prostatiques ne peuvent faire conclure à un état pathologique latent.

La présence du sang, des sympexions et des spermatozoïdes prouve la continence relative ou absolue du sujet.

CHAPITRE II

ÉTIOLOGIE GÉNÉRALE DES MALADIES DE LA PROSTATE[1]

Il est pour la prostate, comme pour tous les autres organes d'ailleurs, certaines conditions générales, communes, qui dominent les vices de son fonctionnement, ceux-ci traduisant leur existence par les symptômes essentiels des maladies auxquels s'ajoutent des symptômes secondaires tenant aux complications inévitables de continuité, de voisinage ou à distance. Le germe morbide évolue suivant le terrain sur lequel il est tombé ; pour s'exprimer d'une manière différente et plus précise : l'invasion des acini prostatiques par les microbes de la suppuration, par exemple, provoque les réactions de défense propres à tous les parenchymes glandulaires et les réactions spéciales à celui que nous étudions,

1. A Guépin, *Communication à l'Académie des Sciences*, séance du 28 novembre 1899.

par conséquent ne suffit point à déterminer une prostatite. La préparation du terrain local au développement de la maladie consiste dans un trouble fonctionnel; car, dans le cas contraire, la lésion (spontanée) ne se produit pas. En un mot, il n'y a maladie de la prostate que lorsque l'organe mis en état d'infériorité par des facteurs toujours les mêmes, ne peut plus opposer aux agents nocifs les forces défensives de son intégrité.

Comme glande située au carrefour des voies génito-urinaires, en dehors des parois du canal et obligée de traverser par des conduits excréteurs les sphincters urétraux qui en ferment la lumière déjà virtuelle, on voit que tout ce qui provoque la contraction de ces sphincters tend à s'opposer activement à l'évacuation des cavités glandulaires, à la sortie des produits de sécrétion qu'elles contiennent (Soc. de Biologie, 1895). La persistance ou la répétition fréquente de cette contracture a pour effet d'entraîner à la longue la stagnation des sécrétions normales dans les glandes; puis, la dilatation glandulaire d'abord sans modifications, ensuite avec perte progressive de la contractilité des éléments musculaires expulseurs intrinsèques. A son tour, l'élément noble de la glande, l'épithélium sécréteur, est intéressé; l'hypersécrétion simple s'ajoute à la stagnation avec dilatation glandulaire et s'associe à ces dernières pour en accroître les effets ; des formes cellulaires apparaissent dans le suc prostatique modifié.

Lorsque dans le vase clos ou semi-clos formé par la glande dilatée et incapable de revenir sur elle-même, remplie de sécrétions stagnantes, d'abondance excessive et de composition anormale, dont les parois sont le siège de troubles circulatoires actifs et passifs à la fois, vient à pénétrer un microorganisme pathogène, celui-ci trouve de suite un milieu favorable à sa pullulation, à l'exagération de sa virulence, des tissus préparés (épithélium sécréteur, parois glandulaires) à toutes les régressions et des conditions propres à rendre facile son irruption dans l'économie par les voies lymphatiques et vasculaires sanguines. L'infection locale qui ne manque presque jamais en fait, n'est pas indispensable pour que le trouble fonctionnel se transforme en lésion; mais sans elle, la marche est lente, obscure; une complication urinaire d'ordre mécanique (stagnation d'urine) vient ordinairement seule attirer l'attention et la retient à tort; car à ce moment, il serait encore souvent possible, en rompant aussitôt le premier anneau de la chaîne pathologique et en instituant le traitement rationnel du cas donné, de rétablir la prostate dans ses fonctions.

Au-dessus de l'étiologie entière des maladies prostatiques se placent donc l'hypersécrétion avec stagnation dans les glandes génitales et dilatation consécutive de ces mêmes cavités glandulaires. Des causes locales et des causes générales — dispositions spéciales à l'économie entraînées par le genre de vie, l'hérédité, l'âge réel (usure) et le plus souvent tous ces facteurs réunis — viennent apporter leur contingent pour établir l'état de maladie. La part qui revient à chacun d'eux sera faite plus loin. Mais, il en résulte que remontant aux origines on trouve en dernière analyse, le spasme urétral longuement étudié par nous en vulgarisant les lois des réflexes urinaires connues sous le nom de *lois de Reliquet* (Académie des Sciences, 22 octobre 1900; 5 août 1901). Aucune histoire clinique n'est plus démonstrative que celle de l'hypertrophie sénile de la prostate. Aussi la résumerai-je dans ses traits essentiels, en ne perdant pas de vue que chacune des assertions émises a trouvé la preuve de son exactitude dans les résultats pratiques obtenus.

L'hypertrophie sénile de la prostate, maladie du vieillard, débute cependant en réalité dans la jeunesse, alors que les excès de toute sorte, en plus ou en moins, imposent à l'appareil génital une activité considérable, anormale et parfois presque continuelle. C'est aussi à ce moment que les causes multiples du spasme urétral profond révèlent leur existence (malformations urétro-génitales). Une infection, prostatite blennorrhagique le plus souvent, quand l'intensité des phénomènes inflammatoires n'a pas eu pour conséquence la destruction complète de l'organe en tant que glande (sclérose diffuse), s'établit à l'état chronique, évolue pendant des années, guérit en apparence lorsque disparaît le suintement purulent du canal ou les filaments des urines, mais au fond persiste, d'une façon très habituelle. La prostate est augmentée de volume. Cette prostatomégalie dont la valeur diagnostique isolée reste médiocre, se constate chez des sujets qui vident encore leur vessie le jour, mais insensiblement marchent vers la stagnation d'urine permanente. Après la longue période *préparatoire*, la première période clinique de l'affection constituée, répond à peu près au premier et au second stades anatomo-pathologiques de l'évolution progressive de la sclérose périglandulaire systématisée commençante.

L'excitation vésico-urétrale (cystite des auteurs, fausse cystite plutôt), ou la rétention d'urine, — car ces deux syndromes sont fort rapprochés l'un de l'autre — décident quelquefois le malade à se faire examiner. Mais le temps a passé ; depuis des années, aux raisons locales directes ou indirectes, de sclérose déjà énumérées, il a ajouté des raisons d'ordre général ; la sénilité est venue avec l'âge, souvent avant l'âge, par le fait de dispositions héréditaires, d'excès, d'intoxications, de maladies diverses et très habituellement sous l'influence de plusieurs de ces agents morbides. Alors, deuxième période et deuxième stade anatomo-pathologique caractérisés ou :

1° Le traitement logique amène la rétrocession des lésions et le sujet guérit ;

2° Le *statu quo* arrive à être maintenu et, s'arrête la progression ordinaire du mal dans ses localisations génitales et dans ses effets sur la vessie, le rein, etc.

3° Les lésions évoluent et elles peuvent le faire dans deux sens différents : *a* vers la sclérose absolue ; la glande est étouffée, détruite, réduite par la cicatrisation à une masse exubérante de tissu fibreux indifférent; c'est la guérison spontanée; *b* vers la prolifération épithéliale des acini et alors se développe le cancer glandulaire.

LA PROSTATE SÉNILE EST D'ORIGINE, DE NATURE ET D'ÉVOLUTION GLANDULAIRES [1]

La lecture des longues pages que chaque gros traité général ou spécial consacre aujourd'hui à l'énumération des causes présumées de l'hypertrophie sénile de la prostate nous conduit, par un chemin beaucoup moins court, jusqu'aux conclusions anciennes, c'est-à-dire jusqu'à l'aveu d'une ignorance presque complète. La notion de l'âge des sujets ordinairement atteints mise à part, il semble que rien de l'étiologie ni de la pathogénie n'ait jamais été entrevu. Et cependant, autrefois moins qu'à présent, on tendait à isoler l'hypertrophie sénile des autres affections de la prostate, moins à en faire une sorte de maladie unique, sans aucun lien ni rapport avec celles qui nous sont mieux connues, maladie étrange où tout resterait mystérieux et paraissant fuir devant l'observation. Pour ces deux raisons : 1° causes supposées impénétrables ou à peu près ; 2° nature et origine également supposées obscures, l'histoire de l'hypertrophie

1. A. GUÉPIN, Pathogénie et causes de l'hypertrophie sénile de la prostate ; *Académie de médecine*, 30 mai 1899 ; *Tribune médicale*, 2 août 1899 (cet article contient toutes les indications nécessaires pour les recherches). Prostatites et hypertrophie sénile de la prostate ; *Académie de médecine*, 10 octobre 1899, etc.

sénile de la prostate devait sensiblement rester encore ce qu'elle était jadis. Certains auteurs interprétèrent alors cette affection si fréquente comme une manifestation d'artério-sclérose ; mais quand de l'hypothèse, il fallut passer aux faits, on s'aperçut rapidement que nombre de vieux prostatiques n'avaient aucune lésion vasculaire de sclérose et inversement que des altérations marquées des vaisseaux pouvaient coïncider avec l'intégrité apparente de l'organe. La théorie n'en fut point ébranlée. Pour le premier cas, le second ne pouvant plus être expliqué, on admit l'existence d'une artério-sclérose exclusivement prostatique et urinaire, jusqu'au jour bientôt arrivé où l'on dut abandonner ce dernier rempart et battre en retraite vers les positions du début[1].

Malgré la quantité des documents réunis, au total tout restait à faire ; grâce peut-être même à l'absence de notions précises, il était plus facile de prendre la question à l'origine, de l'envisager dans son ensemble et dans ses détails sans aucun parti pris, une méthode sévère pouvant seule permettre de chercher à établir au moins les grandes lignes d'un sujet encore aussi neuf. C'est à ce travail, appuyé d'une façon constante

1. A. Guépin, Hypertrophie sénile et artério-sclérose ; *Académie de médecine,* 14 octobre 1902.

sur l'observation clinique et passant par toutes les phases indispensables (anatomique d'abord, physiologique, etc.), que mon maître Reliquet et moi nous avons consacré la majeure partie de plusieurs années de recherches. Les résultats en ont été explicitement donnés dans notre étude sur les *Glandes de l'Urètre* et, en outre, développés ensuite dans une longue série de publications ininterrompues. Le plan directeur devait être bon puisque rien n'a été trouvé qui ne pût y prendre sa place et les idées qu'il renferme, insensiblement adoptées par tous, font peu à peu leur chemin.

Avec plus d'exactitude, on désignerait l'hypertrophie sénile de la prostate par les mots *prostatite sénile* (Reliquet et Guépin) ; les considérations sommaires qui vont suivre le démontreraient au besoin. Sans insister sur des raisons trop évidentes, il suffit de rappeler que bien des grosses prostates ne sont pas hypertrophiées dans le sens usuel, mais abusif du terme[1] et que les transformations des tissus, avec ou sans prostatomégalie très notable, qui caractérisent la maladie constituée sont le fait de la sénilité dont l'âge est le premier facteur, qu'en somme le volume de la

1. A. Guépin, Prostatomégalie et hypertrophie sénile ; *Académie de médecine*, 15 mars 1898.

prostate ne fournit point des indications précises sur l'étendue ou la nature de ces altérations et que la sénilité manifeste son influence sur les glandes génitales déjà pathologiques par un processus de régression spéciale aussi différent de l'atrophie vraie que de la sclérose diffuse, totale, sans systématisation.

Que l'on se représente un lobule prostatique schématiquement indiqué dans ses traits essentiels avec ses acini à l'extrémité d'un long canal excréteur, bien distincts, bien isolés et plongés au milieu de la trame musculaire de l'organe. L'acinus et la portion sécrétante du conduit qui lui fait suite, sont entourés par l'appareil musculaire intrinsèque, chargé de l'excrétion active des sécrétions glandulaires, par des vaisseaux sanguins et lymphatiques, par du tissu conjonctif qui réunit, isole, soutient tous ces éléments et dépend lui-même du squelette fibreux lobulaire.

Passant alors en revue les trois phases anatomo-pathologiques qui se succèdent par d'insensibles transitions et que parcourt la prostate sénile lorsqu'elle évolue, d'une façon complète, on trouve : *A la première période* : Les acini glandulaires et la partie sous-sphinctérienne des conduits excréteurs dilatés par des sécrétions stagnantes. Si l'on arrive à évacuer les cavités sécrétantes, celles-ci reviennent aussitôt sur elles-mêmes.

Le liquide stagnant qu'elles contiennent est du suc prostatique normal; il ne s'en distingue tout au plus que par sa trop grande abondance, sa pauvreté en graisse, la présence de quelques sympexions et de quelques globules blancs encore rares.

Mais, fait important, la paroi glandulaire est intacte et l'épithélium est conservé dans son intégrité anatomique et physiologique.

Les vésicules séminales présentent les mêmes modifications encore purement fonctionnelles. En résumé, cette première étape, souvent fort longue, est marquée par l'*hypersécrétion*, la *stagnation* des produits et la *dilatation simple* des acini glandulaires.

Pendant la *seconde période*, à la dilatation des acini s'ajoutent peu à peu les transformations épithéliales consécutives à une irritation prolongée et la sclérose périglandulaire commençante, la prolifération conjonctive qui diminue la puissance contractile des muscles expulseurs intrinsèques (trame prostatique), jusqu'à l'anihiler absolument.

La dilatation temporaire et active du début devient passive et ici persiste après l'évacuation des glandes, s'il n'est plus possible de faire rétrocéder les lésions des parois. En outre, les produits stagnants s'infectent à leur tour et nombre de microorganismes variés trouvent dans ce vase à peu près clos, parfois tout à fait clos, des conditions trop favorables à leur pullulation ou à l'exagération de leur virulence. On y rencontre du pus en abondance, des formes microbiennes multiples, des globules sanguins, des cellules desquamées, des sympexions, des spermatozoïdes immobiles, repliés sur eux-mêmes ou fragmentés, les vésicules séminales encore et toujours, participant d'une manière parallèle, contemporaine et relevant d'un même mécanisme aux modifications des glandes de la prostate. L'infection devient désormais le principal facteur de l'hypersécrétion morbide, de la dilatation glandulaire et des altérations des tissus péri-glandulaires.

L'*infection glandulaire* et la *sclérose péri-glandulaire* commençante, ayant pour conséquence la *dilatation persistante* des acini, sont les traits capitaux de cette seconde phase.

Troisième période : désormais l'acinus dilaté occupe le centre d'un noyau qui l'enserre, l'isole et parfois l'étouffe absolument.

Un de ces noyaux fibreux souvent énucléable, présente sur la coupe : au milieu une cavité irrégulière, parfois presque virtuelle, parfois remplie par de gros sympexions ou par un liquide louche; à la périphérie, des couches concentriques de tissu conjonctif remplacent la trame musculaire périacineuse.

L'épithélium sécréteur aplati déformé, méconnaissable, souvent a tout à fait disparu. *Sclérose absolue*, tel est le terme final de la progression morbide, sorte de guérision spontanée, véritable cicatrisation d'autant plus curieuse à constater que lorsque l'épithélium prend le dessus à la seconde phase des lésions prostatiques et prolifère avec trop d'activité dans un sens anormal, se développe le cancer glandulaire, montrant ainsi jusqu'à l'évidence les liens pathologiques qui unissent les troubles fonctionnels avec les prostatites, les prostatites avec l'hypertrophie sénile, l'hypertrophie et les prostatites avec le cancer épithélial.

Les altérations secondaires des vaisseaux de la prostate (surtout et d'abord les veines) et des organes du voisinage, étudiées dans leur essence et dans le mécanisme pathologique de leur production seront laissées de côté pour ne pas compliquer sans nécessité par de vastes développements l'exposé de cette conception personnelle. D'ailleurs il devient déjà manifeste après ce qui précède que la lésion spéciale de l'hypertrophie sénile est la *sclérose périglandulaire systématisée progressive.* L'hypersécrétion avec stagnation glandulaire est à l'origine première de tous les accidents; puis apparaissent la dilatation des glandes, temporaire d'abord, ensuite définitive, l'infection des sécrétions stagnantes, les transformations épithéliales, les modifications de structure des parois et des tissus périphériques, enfin la sclérose totale et absolue avec destruction de la glande. Ainsi la sclérose totale prostatique qui, à partir de la deuxième étape, envahit peu à peu l'organe, n'est pas fonction d'artériosclérose ; car les lésions scléreuses dont l'aboutissant est la disparition de l'élément sécrétoire, débutent, en réalité, dans les glandes elles-mêmes et non autour des vaisseaux, sont tributaires des maladies des glandes et non des maladies vasculaires artérielles générales ou localisées, deviennent périacineuses, périglandulaires, mais restent intralobulaires, n'intéressant les vaisseaux que d'une façon secondaire, tardive et tout à fait banale. Les affections prostatiques qui touchent à l'épithélium sécréteur et aux glandes se dirigent vers la prostate sénile du jour où la sclérose périglandulaire progressive commence à se montrer et déjà les caractérise comme altérations séniles. *La prostate sénile est donc bien de nature, d'origine et d'évolution glandulaires.*

Comme il vient d'être établi, des conditions locales (hypersécrétion et stagnation) préparent seules le terrain et seules rendent possible l'apparition de la sclérose progressive dans sa localisation périglandulaire, que des raisons d'ordre général (sénilité spontanée par le fait de l'âge ou provoquée) hâtent dans sa marche et dans son évolution envahissante. Il n'y a donc qu'une cause anatomo-pathologique, qu'une cause déterminante de la prostate sénile : la sclérose, cause qui n'agira qu'avec le concours de plusieurs adjuvants et encore avec l'appoint indispensable de prédispositions locales nettement déterminées. Dans un ordre tout à fait artificiel, se rapprochant cependant des conditions chronologiques de l'observation et surtout comme moyen mnémotechnique, on peut considérer à la prostate sénile des causes locales non inflammatoires, des causes locales inflammatoires et des causes générales.

1° Causes locales non inflammatoires. — a. *L'hypersécrétion* glandulaire qui paraît remonter presque toujours fort loin en arrière (jeunesse) et qui persiste jusqu'au début de la troisième période (sclérose prostatique complète), est, tout d'abord (1er stade), la conséquence très ordinaire des écarts génitaux ; les abus, la continence temporaire suivie d'excès passagers, la continence prolongée pendant la période génitale de l'existence, l'éjaculation retardée, le coït incomplet (Reliquet) doivent toujours être incriminés. Ainsi on concilie l'opinion des anciens avec celles de Mercier, justes, mais incomplètes toutes deux en montrant pourquoi et comment des faits opposés en apparence conduisent aux mêmes résultats.

Plus tard (2e stade), l'hypersécrétion, franchement pathologique, provoquée alors beaucoup moins par une action réflexe que par une irritation locale (infection glandulaire), entretenue par la congestion devient permanente et se comprend d'elle-même. Mais à tout moment, les conditions normales ou anormales dans lesquelles se manifeste l'activité sécrétoire glandulaire exagérée sont aussi celles du spasme urétral profond.

Or, la contracture du sphincter a pour effet d'oblitérer activement la lumière des conduits excréteurs prostatiques, d'opposer un obstacle aux forces expulsives (muscles extrinsèques et intrinsèques) qui tendent à évacuer complètement les acini. Par l'intermédiaire du spasme urétral, sans parler de l'effacement possible, mais tardif, de la cavité du conduit excréteur par boursouflement de sa muqueuse ou par corps étranger, l'hypersécrétion est donc bientôt suivie de stagnation glandulaire. La paroi de l'acinus doublée de ses muscles propres, appuyée par ceux de l'appareil extrinsèque, ne peut complètement réagir et cède sans avoir encore dégénéré pour cela.

b. *La stagnation* est, en premier lieu, le fait du spasme urétral et rapidement elle complique l'hypersécrétion ; c'est ainsi qu'il faut comprendre le rôle du spasme urétral profond dans l'étiologie de la prostate sénile. On sait que celui-ci est souvent sous la dépendance de malformations de l'extrémité de la verge dont la fréquence et l'intérêt, après ce que nous avons écrit sur la question n'ont plus besoin d'être mis en évidence. Hypersécrétion et stagnation des produits glandulaires, dilatation consécutive de l'acinus et du conduit sécréteur, perte de contractilité de ses parois, dégénérescence progressive jusqu'à la destruction, se suivent et se succèdent dans les lobules prostatiques, avec des temps d'arrêt, des poussées aiguës où les lésions affectent une marche rapide[1], au milieu de complications, locales ou de voisinage, qui pour un temps les masquent ou les dissimulent.

c. La *congestion* habituelle des organes du petit bassin, continue chez beaucoup de sujets

1. A. Guépin, Des poussées de prostatite aiguë au cours de l'hypertrophie sénile ; *Progrès médical*, 9 février 1901.

(constipés, hépatiques : Reliquet), accrue par les efforts (miction, défécation difficiles), entretenue par le manque d'exercice, repos au lit, etc., comme par les excitations génitales, entretient à son tour la congestion prostatique[1] ; celle-ci exagère l'hypersécrétion et la stagnation glandulaires. En outre, la stase sanguine a sur les tissus de la prostate déjà fragiles, l'influence nocive qu'elle aurait sur d'autres ; par une transition ménagée elle conduit aux :

2° Causes locales et inflammatoires. — Il n'est pas une prostatite qui ne puisse aboutir à l'hypertrophie ; c'était déjà l'opinion des anciens auteurs, opinion confuse, il est vrai puisque, à l'influence encore obscure des lésions inflammatoires de l'urètre profond, ils ajoutaient celle des calculs vésicaux (Amussat, Leroy d'Étioles), et des rétrécissements du canal. Mercier et Samuel Cooper, en rejetant en bloc toute l'étiologie admise jusqu'à eux, en renonçant à tout effort pour pénétrer les causes de l'hypertrophie, laissaient le champ libre aux hypothèses et aux recherches méthodiques à effectuer.

Sans reprendre même rapidement les publica-

1. A. GUÉPIN, Congestion de la Prostate ; *Académie de médecine*, 17 janvier 1899.

tions antérieures, il est évident désormais que les états inflammatoires des glandes de la prostate peuvent avoir une influence sur l'établissement des lésions de l'hypertrophie sénile, aujourd'hui bien connues et décrites aux trois stades anatomo-pathologiques de leur évolution progressive : il s'agit de déterminer cette influence en entrant dans quelques détails.

a) Les infections aiguës (*prostatites aiguës*) généralisées d'emblée ou à poussées successives aboutissent souvent à la destruction fonctionnelle de l'organe. La prostate perd alors de son volume ; elle est petite, ferme au toucher, régulière, indolente, on dit parfois qu'elle est atrophiée ; expression inexacte, car il y a prolifération manifeste du stroma conjonctif de la glande coïncidant avec la disparition complète de ses éléments nobles. Cette sclérose diffuse, sans systématisation, est aussi distincte de l'atrophie vraie que de l'hypertrophie sénile, non seulement au point de vue anatomo-pathologique, mais au point de vue clinique, puisque la prostatomégalie, avec les troubles de la miction consécutifs, fait absolument défaut [1]. Les prostatites aiguës localisées, qui sont rares, laissent vraisemblablement une cicatrice quand la réparation de leurs

1. A. Guépin, Atrophie et hypertrophie prostatiques ; *Académie des sciences,* 5 mars 1900.

lésions n'a pu être parfaite ; aucun cas toutefois ne permet de l'affirmer encore.

b) Quant aux *prostatites subaiguës*, leur intérêt réside en ce qu'elles passent à l'état chronique d'une manière insensible et parfois insidieuse, préparant le terrain pour l'établissement d'un processus très lent, banal de sa nature ou spécifique (tuberculose par exemple et peut-être syphilis : J.-L. Petit, Reliquet).

c) Les *prostatites chroniques* surtout, et parce que l'inflammation a eu le temps de retentir sur la trame musculo-conjonctive de la prostate et lui a permis de réagir avec tous ses moyens de défense et parce qu'elles évoluent encore à un âge et dans des conditions où tous les autres éléments favorables à la sclérose se trouvent facilement réunis, ont une action beaucoup plus certaine. L'épreuve du traitement rationnel permet seul de dire quelquefois quand, à la prostatite banale, fait place la prostatite du vieillard. Mais, je répète qu'il n'est pas une prostatite qui ne puisse aboutir à l'hypertrophie ; certainement des conditions particulières sont d'absolue nécessité pour que les lésions progressent dans le sens de la sclérose périglandulaire : l'hypersécrétion et la stagnation associées aux facteurs d'ordre général ; et, tout ce qui provoque et entretient la congestion du réseau veineux prostatique, tout ce qui provoque et entretient l'irritation aseptique et surtout septique des cavités glandulaires, provoque également à la longue et, tout au moins favorise l'apparition et le développement de l'hypertrophie prostatique, se traduisant par une prostatomégalie spéciale avec toutes ses conséquences urinaires.

3° Causes générales. — Les causes générales ont pris désormais leur place ; on sait aujourd'hui qu'elles ne suffisent point à elles seules et que leurs effets nuisibles isolés n'ont jamais été indubitablement observés.

Elles agissent par l'intermédiaire de la *sénilité* dont elles hâtent les manifestations sur tous nos organes à la fois et d'autant plus activement que ceux-ci sont déjà plus fatigués et plus malades.

Les troubles de la nutrition, qui ont pour conséquence la régression scléreuse des tissus, sont des signes d'usure sans réparation possible.

Dans le cas particulier, l'état local dirige et spécialise la marche progressive des altérations prostatiques de la sénilité ; il en est de même vraisemblablement partout. De cette façon, on interprète l'influence héréditaire et familiale (si complexe qu'une étude à part devra un jour en être faite), l'action défavorable des maladies générales, infectieuses ou non, des intoxications (tabagisme), de la syphilis, de la diathèse arthritique. Une vie sédentaire, des excès de table, des abus alcooliques, conditions d'existence très ordinaires chez les vieux prostatiques, amènent la sénilité avant l'âge. Ainsi des hommes relativement jeunes, avec ou sans artério-sclérose (mais déjà prostatiques), sont atteints d'hypertrophie sénile alors que des vieillards très scléreux y échappent. Entre cinquante et soixante-dix ans on est particulièrement exposé à la sclérose périglandulaire. Plus tôt ou plus tard, elle est exceptionnelle ; plus tôt, parce que les transformations de l'organe n'ont pas eu les délais suffisants pour s'opérer ou parce que toutes les conditions favorables nécessaires, locales et générales, ne sont point déjà réunies ; plus tard, parce que la prostate subit une régression simple, que l'activité sécrétoire des glandes qu'elle renferme s'éteint peu à peu, en même temps que leur vascularisation diminue et que leurs muscles disparaissent, parce qu'en somme, il y a physiologiquement et anatomiquement atrophie.

Les causes énumérées ci-dessus, rapidement envisagées dans leur essence et leurs effets, se réunissent, se combinent et s'associent chez un même sujet pour aboutir à l'établissement des lésions de l'hypertrophie sénile.

La sclérose périglandulaire progressive débutant à la faveur de certains événements, dans un certain milieu, à un moment donné, est la conséquence directe des troubles sécrétoires et excrétoires des acini glandulaires. Tout vient démontrer la justesse de ces opinions et le traitement logique auquel elles conduisent (prophylactique, palliatif et parfois curatif) leur servirait de preuve ; ses résultats pratiques, actuellement partout connus, répondent d'une manière exacte à ce qu'on était en droit d'en espérer et d'en attendre.

CHAPITRE III

POURQUOI ET COMMENT PEUT GUÉRIR L'HYPERTROPHIE SÉNILE DE LA PROSTATE

Au Congrès de l'Association médicale britannique de Montréal, en 1897, je communiquais une courte note sur la « curabilité de l'hypertrophie sénile de la prostate » et j'étudiais sommairement les conditions dans lesquelles on peut et on doit rechercher la guérison, en indiquant les grandes lignes du traitement logique qui conduit à ce résultat.

Aux deux premiers stades anatomo-pathologiques de l'évolution des lésions prostatiques, disais-je — et j'ai eu souvent l'occasion de le rappeler depuis devant l'Académie de médecine, dans une série de travaux sur le même sujet —

1. A. Guépin, Formes curables de l'hypertrophie sénile de la prostate ; *Académie de médecine,* 13 avril 1897. Modes de guérison de l'hypertrophie sénile de la prostate ; *Académie de médecine,* 17 mai 1898.

la disparition totale des accidents survient souvent sous l'influence heureuse d'une thérapeutique appropriée.

Rare déjà au 2e stade, elle serait bien plus fréquente au premier, si dès cette époque, les malades comprenant la gravité de leur situation, consentaient à se soumettre aux soins que nécessite leur état, soins dans lesquels les grandes interventions chirurgicales n'ont aucune place, ni aucune indication.

Pourquoi?

Parce que pendant la longue période de début, les modifications de la prostate sont seules en jeu, que le reste de l'appareil urinaire est encore indemne et que nous pouvons, en supprimant la cause ou les causes qui agissent sur les glandes, supprimer aussi leurs sérieuses conséquences.

La prostate, qui, dans les conditions physiologiques contient une fort petite quantité de sécrétions dans la cavité presque virtuelle de ses culs-de-sac et de ses canaux sécréteurs, au premier stade de l'hypertrophie sénile est remplie et dilatée par d'abondants produits stagnants. Examinons donc : la glande, son contenu et les raisons d'être de la stagnation glandulaire.

a) La glande est dilatée ; sa cavité est devenue énorme ; ses canaux sont très élargis dans leur portion sous-sphinctérienne; mais ses parois sont encore intactes.

b) Elle contient du suc prostatique peu modifié; toutefois celui-ci renferme des globules blancs et des cellules épithéliales; habituellement on n'y trouve point de pus ; il n'est pas cliniquement infecté.

c) La stagnation tient à la fois à un trouble excrétoire et à un trouble sécrétoire associés. L'affaiblissement par la distention prolongée des muscles expulseurs intrinsèques des sécrétions prostatiques et la contracture des muscles qui, normalement, oblitèrent les conduits excréteurs suffisent à la provoquer et à l'entretenir, mais elle se complique dès l'origine d'hypersécrétion; d'où les trois termes : Stagnation, hypersécrétion, dilatation glandulaire.

A la longue, sous l'influence de facteurs étiologiques désormais connus, la paroi glandulaire dégénère, est envahie par la sclérose qui aboutit au néoplasme fibreux où la partie sécrétante de la glande est étouffée. Dans d'autres cas plus graves, c'est l'épithélium qui prolifère et se transforme ; on assiste au développement du cancer glandulaire.

Le passage d'un stade à un autre se fait insensiblement; mais tant que la paroi glandulaire n'est que peu sclérosée, la guérison est possible.

Rien en effet ne s'oppose absolument en thèse générale — et les faits le prouvent — à ce que l'on fasse cesser la stagnation des sécrétions dans des glandes simplement dilatées. Nous savons en trouver les causes, comme nous connaissons désormais celles du spasme urétral; l'hypersécrétion elle-même, que son mécanisme soit direct (infection des sécrétions stagnantes, simple contact anormal), ou réflexe, n'est pas au-dessus de nos moyens d'action. Et les troubles fonctionnels symptomatiques de la prostatomégalie disparaissent dès que la prostate reprend ses dimensions normales et que ses cavités glandulaires se débarrassent régulièrement de leurs produits.

En résumé, l'expérience prolongée avait déjà démontré que *l'hypertrophie sénile peut et doit guérir*, quand on la combat *dès le début* par le traitement de ses causes. L'anatomie et la physiologie normales et pathologiques nous avaient aussi dit *pourquoi* et *comment*.

La guérison *absolue* donc est exceptionnelle. Elle n'est possible qu'aux deux premiers stades anatomo-pathologiques de l'évolution des lésions prostatiques, encore faut-il, au deuxième stade, que la régression de la sclérose périglandulaire commençante survienne totalement. Mais tant que la prostate est seule en cause, tant que ses modifications semblent rester justiciables des procédés curatifs dont nous disposons, on doit rechercher et on peut espérer la guérison absolue. Au fur et à mesure que diminue le gonflement prostatique, la vessie se vide mieux, les besoins d'uriner s'espacent; le toucher rectal permet de suivre pas à pas les progrès que révèle le rétablissement bientôt complet de la miction volontaire, la glande donnant au doigt qui l'explore la sensation d'un organe sain et de dimensions normales. Il peut même à la longue y avoir atrophie vraie, c'est-à-dire disparition de l'élément noble (ou sécrétoire) sans prolifération du stroma; et il ne faut pas confondre la prostate atrophiée physiologiquement avec des prostates de faible volume envahies par la sclérose diffuse et, de ce fait, absolument pathologiques.

Dans ces circonstances heureuses, le malade guéri n'a plus qu'à observer les principes de l'hygiène. Mais de pareils exemples restent l'exception parce qu'il est de règle que l'hypertrophie sénile s'établisse et se constitue presque insidieusement et parce qu'un homme ne consent point souvent à se soigner avec rigueur alors qu'il ne se croit pas très malade.

La guérison *relative* plus fréquente et dont il faut souvent savoir se contenter, présente deux modalités :

1° La prostate remplie de dilatations glandulaires infectées, avec sclérose périglandulaire déjà accentuée, sous l'influence favorable du traitement, perd en partie de son volume. La rétention du début apparent des accidents n'est plus à craindre, l'excitation vésico-urétrale (fausse cystite) est calmée. Le malade urine seul, à des intervalles suffisamment longs, sans efforts; les urines sont presque claires.

Une fois par jour il passe une sonde qui pénètre avec facilité, la prostatomégalie étant médiocre. Il constate alors qu'il y a toujours un certain degré de stagnation d'urine, que cette urine est souvent chargée de mucosités prostatiques et qu'un lavage est nécessaire pour évacuer le réservoir urinaire. D'autres ne passent la sonde que tous les deux ou trois jours; certains ont un écoulement urétral dont la présence est leur sauvegarde [1]. Mon maître Reliquet et moi avons publié, en particulier dans notre étude sur les *Glandes de l'Urètre* (Paris, 1894-1895) beaucoup d'observations se rapportant aux cas précédents et suivants.

Si en prenant de très sévères précautions d'antisepsie dans le cathétérisme et en suivant un régime approprié, ces malades peuvent ainsi pen-

1. A. Guépin, Ecoulements urétraux providentiels. *Tribune médicale*, 19 mai 1897.

dant des années jouir d'une existence à peu près normale, à la moindre faute ils ont facilement des orchites, des poussées de prostatite. La terminaison fatale survient ordinairement par la production du foyer infectieux prostato-génital ; ils meurent de leur prostate seule, point de départ des accidents d'infection générale.

2° Lorsque la régression au moins partielle de la prostatomégalie ne peut être obtenue et que les cavités glandulaires restent remplies de sécrétions stagnantes, la sclérose totale de la prostate constitue une deuxième forme de guérison relative. Il est donc, à tout prendre, heureux quelquefois de voir la glande bosselée devenir uniformément dure, de constater qu'à la place des dilatations glandulaires se trouvent des noyaux fibreux dont la compression ne chasse aucun liquide au méat. Car, si le malade ne peut uriner sans la sonde, si le cathétérisme est souvent difficile en raison du volume et de la déformation de la prostate, la vessie distendue par l'urine est dans un état de passivité absolu. Il n'y a plus de vrais besoins d'uriner ; à peine une pesanteur anormale prévient-elle, deux ou trois fois par jour qu'il est temps de vider le réservoir urinaire. Les orchites sont rares, l'infection générale exceptionnelle. La survie peut être considérable avec une santé en apparence excellente.

Les complications de toute nature qui surviennent si facilement chez les vieux prostatiques sont parfois un obstacle à la guérison où à l'amélioration très notable que l'on obtient souvent chez ceux qui se soignent avec méthode. Il y a donc, à côté des formes que nous décrivons, des variétés individuelles dont une courte revue d'ensemble ne saurait nécessairement tenir compte.

En somme si la guérison absolue est rare, elle est possible ; elle deviendra avec le temps d'autant plus fréquente que l'on commencera plus tôt le traitement, que l'on connaîtra mieux la puissance des ressources thérapeutiques que j'ai eu souvent l'honneur de défendre devant l'Académie de médecine et l'Académie des sciences et qui diffèrent tant des interventions sérieuses dans leurs conséquences, incertaines d'ailleurs dans leurs résultats et dont l'action à réserver pour des cas spéciaux, n'est sûrement que palliative. Les guérisons relatives ont aussi leur importance. Il est évident que malgré tout, ces malades n'oublieront jamais, sans danger immédiat, les précautions multiples nécessitées par leur état local ; mais ils vivront et beaucoup vivent de la vie commune, sans souffrances, avec quelques ennuis et à peine une infirmité.

CHAPITRE IV

PROPHYLAXIE[1]

Après ce qui vient d'être dit dans les pages précédentes, il est presque superflu de parler encore de prophylaxie. En effet, n'est-il pas évident, puisque nous connaissons la longue phase préparatoire de la prostatite sénile et sa physiologie pathologique, qu'en faisant disparaître ces causes dès leur apparition, les sujets se mettront autant que possible à l'abri de leur conséquence trop ordinaire.

C'est ainsi que dès la première enfance les parents devront surveiller les malformations génito-urinaires. Un préjugé trop répandu veut que les maladies de l'appareil génital et du système urinaire soient uniquement produites par la contagion blennorrhagique. Nous avons réfuté

1. A. Guépin. Prophylaxie des affections prostatiques ; *Académie de médecine*, 30 avril 1901.

cette erreur. On est déjà candidat à la prostatite avant d'avoir infecté son urètre. En conséquence, il conviendra de faire pratiquer la circoncision quand le gland ne peut être facilement découvert; il conviendra également de se méfier des rétrécissements congénitaux du canal et de surveiller la miction des enfants plus et mieux qu'on ne le fait d'habitude.

Plus tard, il faut attirer l'attention des jeunes gens sur l'importance de la régularisation des fonctions génitales. Les excès, l'irrégularité, l'abstinence coïncidant avec des excitations fréquentes et prolongées, le coït incomplet (Reliquet) sont également défavorables.

Puis quand arrive le moment presque inévitable, paraît-il, où le jeune homme contracte sa première blennorrhagie, il faut que le père ait conquis suffisamment la confiance de son fils pour que celui-ci s'en ouvre à lui sans retard. On ne traite jamais la blennorrhagie avec trop de minuties; témoin la prostatite subaiguë presque toujours méconnue par le malade et par le médecin. Aucune théorie n'a été plus funeste à ce point de vue que celle de la cystite. En thèse générale, on peut affirmer que la cystite est bien rare en tant qu'inflammation de la vessie. Je ne connais guère que le *syndrome cystite*[1] commun

1. A. Guépin. *Fausses cystites (Hypertrophie sénile de la*

à tant d'affections bien distinctes que se contenter de prononcer le mot et conclure aussitôt à un traitement toujours le même, revient à renoncer au diagnostic en négation de tout examen clinique. Toute cystite, pour moi, avant exploration méthodique bien entendu, n'en est pas une et huit fois sur dix (au moins) les symptômes objectifs et le traitement m'ont prouvé que je n'avais pas tort. Une des *lois de Reliquet* sur les réflexes génito-urinaires (1878) avait cependant déjà éclairé la question ; il fut néanmoins indispensable de la reprendre *ab ovo* en 1895. « Toutes les causes d'irritation siégeant dans un point quelconque des voies urinaires depuis le collet du bulbe jusqu'au rein, dans les organes annexes (glandes périphériques, voies génitales) ou dans les organes de voisinage, provoquent l'excitation vésico-urétrale, c'est-à-dire la contracture de l'urètre et de la vessie ; certaines affections organiques ou non, du système nerveux agissent parfois de même. » Par conséquent, le médecin ne saurait se montrer trop prudent avant d'affirmer l'existence d'une cystite puisque la nature et la thérapeutique de chaque fausse cystite varient avec ses causes.

Il ressort également de tout ce qui précède que

prostate, Paris 1900, p. 64). — *Académie des sciences,* 5 août 1901.

le traitement des affections génito-urinaires préventif ne peut être confié qu'à un médecin compétent. C'est à coup sûr, une banalité qu'une pareille assertion; mais il est de règle, pour des raisons ou pour d'autres, que les maladies spéciales soient traitées un peu par tout le monde sauf par les spécialistes sinon par de « faux urinaires. »

CHAPITRE V

PREMIÈRE PÉRIODE DE LA PROSTATITE SÉNILE

Hygiène générale[1]. — Le prostatique en puissance devra vivre d'une vie active, le plus possible au grand air. Peu de sommeil lui est nécessaire ; mais surtout il est utile qu'il ne prolonge point le séjour au lit ; ce dernier sera un peu dur et pas trop chaud. La station assise prolongée sur un siège mou, la constipation habituelle, les efforts de défécation, les efforts pour se retenir d'uriner, ont des effets très nuisibles. Aussi ai-je pour habitude de formuler comme il suit ces règles hygiéniques générales :

Grande activité physique, sans excès ; la marche constitue le meilleur exercice ; trois sorties par jour, dont une après le repas du soir. Eviter tout effort ; donc, garde-robes régu-

1. E. Reliquet et A. Guépin. *Les glandes de l'urètre ;* t. p. 167.

lières et faciles, miction à la première sollicitation spontanée. Régularisation absolue des fonctions génitales suivant l'âge et les aptitudes.

Uriner le soir après le repas et de nouveau avant le sommeil ; se lever la nuit et marcher un peu dans la chambre quand survient le besoin d'uriner ; attendre si le jet d'urine est lent à s'établir.

Hydrothérapie froide ou frictions sèches, suivant le cas.

Peu d'automobilisme, peu de bicyclette même à une allure lente ; en revanche, l'équitation est permise. L'escrime n'est pas à interrompre ; les exercices athlétiques sont proscrits.

Éviter l'impression brusque du froid, surtout aux pieds ; ne pas se chauffer, mais coucher dans une chambre exposée au midi, au premier ou a un autre étage (pas au rez-de-chaussée).

Régime en général. — Manger lentement, mais peu ; trois repas par jour composés de lait, œufs, laitages, fromages frais ou secs non fermentescibles, viandes rôties ou grillées blanches ou noires, légumes verts cuits, fruits cuits de préférence.

Par exception : poissons frais, coquillages, crustacés frais, farineux, fruits crus, salades. Peu de pain.

Jamais de conserves : viandes, légumes ou fruits ; se méfier des asperges, citrons, oranges, tomates, du gibier tant soit peu faisandé, des sauces, des potages gras surtout (préparés avec des conserves).

Boire un vin léger coupé de 5/6 d'eau bouillie et filtrée ou d'eau d'Evian; un à deux verres (250 grammes) par repas. Mais peu de vin pur, de bière, de cidre ou d'alcools (apéritifs, liqueurs).

Ni thé, ni café ; fumer très modérément et au grand air, jamais dans sa chambre.

Médicaments utiles, inutiles et nuisibles. — Le médecin doit, comme il sera répété, se montrer particulièrement réservé dans l'administration des médicaments aux prostatiques et ne le faire qu'après s'être assuré de l'intégrité de la dépuration rénale ; il doit aussi ménager les voies digestives souvent déjà fort éprouvées. Néanmoins, il serait fâcheux d'avoir à se priver systématiquement de ressources précieuses et de réduire sa thérapeutique aux agents physiques énumérés et décrits plus loin.

Parmi les médicaments *utiles* les plus employés dans ma pratique, je signale : la créosote de hêtre que je donne sous forme de rhum créosoté à doses progressives pendant plusieurs semaines consécutives suivies d'un repos plus ou moins prolongé. Le rhum créosoté est pris très étendu d'eau au début du repas immédiatement avant les aliments. Il convient surtout aux sujets lymphatiques.

L'acide benzoïque, plutôt que le benzoate de soude, en cachets, peut être administré longtemps sans inconvénients; il éclaircit les urines, empêche leur fermentation, mais n'agit pas sur les sécrétions comme la créosote.

L'huile de Harlem, à doses très observées pendant quelques jours, a une action et des indications analogues à celles de la créosote. Elle excite les contractions vésicales, sans être diurétique comme l'acide benzoïque et sans avoir l'activité spéciale de la créosote.

L'hamamelis.

Les balsamiques (santal en particulier) déjà plus rarement employés.

Le soufre, sous forme de sirop sulfureux.

L'arsenic et ses préparations dans des cas exceptionnels.

Les médicaments *inutiles* — contre l'hypertrophie — d'après moi, sont :

L'iodure de potassium ou de sodium qui n'est jamais indiqué par l'état de la prostate, qui exagère souvent l'abondance des sécrétions.

L'opothérapie prostatique.

Le sérum de Trunecek.

Parmi les médicaments *dangereux*, sont à signaler :

L'ergot de seigle;

La strychnine surtout, trop souvent encore ordonnée dans tous les cas de parésie vésicale (apparente) ou pour s'exprimer plus clairement de stagnation d'urine, bien que déjà condamnée par E. Labbé dans un très instructif article du Dictionnaire de Dechambre où l'auteur reconnaît l'insuffisance des observations publiées pour démontrer l'action de ce médicament sur les paralysies vésicales (dites essentielles). On espère, par son usage, rendre à la vessie la contractilité qu'elle paraît avoir perdu en tout ou en partie, faciliter l'évacuation complète des urines et faire cesser par là même les troubles qui résultent de la stagnation. Or, il m'a été donné de soigner un certain nombre de malades, chez lesquels, pour se conformer sans doute aux règles générales, on avait administré la strychnine et cela à leur grand préjudice; il est donc des circonstances et des cas où il convient de se montrer au moins très réservé.

Mon but n'est point aujourd'hui d'étudier dans un travail d'ensemble, le mode d'action de la strychnine sur les voies génito-urinaires, ni les conditions favorables ou défavorables à son emploi. Je désire simplement attirer l'attention sur certains de ces inconvénients quelque peu laissés dans l'ombre, sinon méconnus et que tout praticien doit connaître pour chercher à les éviter.

La strychnine, excitant du système nervo-moteur, agit sur la moelle épinière et provoque très rapidement une augmentation dans la fréquence des besoins d'uriner. Il est vraisemblable qu'elle stimule la contractilité vésicale, et au point de vue théorique, elle devrait permettre à la vessie de se débarrasser de la totalité de son contenu. Mais, en pratique, chez les sujets par nous examinés, les choses se passèrent d'une façon bien différente. Les mictions, de plus en plus rapprochées, devinrent aussi de plus en plus pénibles dans l'effort qu'elles nécessitaient : le jet d'urine fut de plus en plus lent à s'établir, de moins en moins puissant; puis bientôt, il y eut rétention complète, rétention douloureuse avec besoins incessants, bien que la vessie ne contint que quelques centimètres cubes d'urine.

Il est toujours facile d'interpréter les faits; aussi ne donnerai-je les explications suivantes que pour ce qu'elles valent en réalité : la strychnine n'agit point seulement sur le réservoir urinaire ; elle agit aussi et tout autant sur les sphincters ; alors, si elle exagère momentanément l'intensité de deux forces adverses, le résultat mécanique reste le même, c'est-à-dire que la stagnation d'urine persiste; le résultat physiologique est d'insurger inutilement la vessie contre un obstacle dont la résistance croit avec la force qui cherche à le surmonter. La disposition et les origines du système nerveux vésico-urétral ne permettent point encore, vu l'obscurité de la question, de chercher aide et appui de ce côté pour une opinion quelconque; et cependant on sait que si les nerfs des sphincters, ne prenant point part à la constitution des plexus hypogastriques, doivent être distingués des nerfs vésicaux sensitifs et moteurs, les centres médullaires des uns et des autres sont voisins, mais distincts, dans la moelle lombaire (voy. *Journal de l'Anatomie* de Ch. Robin, mai-juin 1892).

Quoi qu'il en soit, je formulerai les conclusions suivantes, en faisant toutes les réserves qu'elles comportent, en ajoutant toutefois que, jusqu'à plus ample informé, elles règleront ma pratique personnelle:

1° La strychnine est contre-indiquée lorsqu'il y a stagnation d'urine;

2° Sans guérir la stagnation, elle augmente la fréquence des besoins d'uriner; parfois, provoque la rétention d'urine, complète et douloureuse;

3° Cette action nocive, cet inconvénient grave,

tiennent vraisemblablement à ce que la strychnine agit tout autant, sinon plus, sur les sphincters que sur le réservoir urinaire.

Il faut donc surtout s'abstenir de ce médicament, non seulement chez les prostatiques avérés (car, ici je me trouverais d'accord avec la majorité des auteurs), mais encore chez tout vieillard qui présente les signes vagues pour l'observateur non prévenu, de la période latente de l'hypertrophie sénile de la prostate.

Hydrothérapie. — L'hydrothérapie sous toutes ses formes, joue un rôle secondaire mais cependant intéressant dans le traitement de la prostatite sénile. Sans s'attarder à décrire le grand bain général si utile au moment de la rétention d'urine et les difficultés du cathétérisme qui se présentent parfois à ce moment, il faut toutefois en quelques lignes résumer la question.

Les bains simples, locaux (bains de siège) sont moins décongestifs que les bains généraux; les uns et les autres seront chauds, sans être trop chauds, modérément prolongés (vingt minutes). Ils seront surtout indiqués par les difficultés croissantes de la miction ou par l'irritation urétrale qui suit un cathétérisme laborieux. Froids, ils conviennent comme mesure hygiénique, à la première période et restent cependant inférieurs à la douche froide, suivie ou non de frictions sèches sur tout le corps. On réserve le plus souvent les frictions pour les circonstances ou l'hydrothérapie ne peut être de mise.

Les bains médicamenteux révulsifs comme le pédiluve sinapisé, auquel j'ai souvent recours, au prélude des poussées congestives, sont également à retenir. Le bain alcalin, le bain de Barèges, le bain arsénical, le bain thérébentiné visent soit à modifier l'état général, soit à combattre telle ou telle complication et doivent être prescrits souvent pour aider le traitement d'ensemble comme les agents physiques employés. Le prostatique — il faut le retenir — est plus souvent encore un lymphatique qu'un arthritique dans le sens ancien et usuel de ces qualificatifs. Mais on trouve les uns et les autres parmi les malades atteints de prostatite sénile; à un certain moment, ce sont tous des infectés et en conséquence la thérapeutique balnéaire variera avec le tempérament ainsi qu'avec l'état du sujet à traiter.

Stations thermales. — En outre, on déconseillera le séjour au bord de la mer tout autant que les bains d'eau salée, en particulier sur les plages froides et éventées, mais même sur la côte d'Azur. Si le malade est un lymphatique encore à la première période, je l'engage — au besoin — à choisir de préférence les côtes de l'Océan, l'été Préfailles, au printemps ou à l'automne, Biarritz. A la seconde période : Arcachon dans la forêt (l'hiver) ; il réservera l'été aux traitements thermaux proprements dits.

Les eaux diurétiques (Evian), alcalines (Vichy), ont des effets déplorables sur les malades qui vident mal leur vessie et ne se sondent point encore. Elles sont utiles, les *premières seulement* et même quelques eaux alcalines faibles (Contrexéville-Vittel) à ceux qui vident leur vessie ou se sondent régulièrement, dont les urines sont chargées de dépôt, en particulier avec tendances aux concrétions phosphatiques.

Quand la purulence domine avec acidité urinaire habituelle, qu'il y ait ou non rétention, les eaux sulfureuses (Cauterets, Luchon) donnent parfois des résultats encourageants. En bains et en boissons, surtout en bains, il convient de les administrer avec une grande circonspection, de ne pas s'effrayer de la légère augmentation de l'écoulement ou du trouble des urines qui se manifeste au début, mais en revanche de suspendre l'administration des eaux si la congestion va jusqu'à l'hématurie.

Chez les congestifs, je propose Bagnoles-de-l'Orne. Là, le malade se baigne et se fait masser ; il ne boit pas.

En somme le prostatique se baignera beaucoup; le bain sera pour lui tonique, révulsif, médicamenteux, etc., suivant le cas. Il boira peu, il se méfiera du bord de la mer et du climat marin.

INDICATIONS DU TRAITEMENT LOCAL

Elles peuvent se résumer en quelques lignes :

Supprimer toutes les causes voisines ou éloignées du spasme urétral profond; supprimer les causes locales ou générales d'hypersécrétion glandulaire; modifier la nature des sécrétions pour les rapprocher de leur état normal.

Le massage de la prostate (compression digitale de Reliquet) répond partiellement à ces trois grandes indications.

Compression digitale. (Massage scientifique). — Pour désigner « l'évacuation provoquée par la pression du doigt des sécrétions qui stagnent dans les culs-de-sac pathologiquement dilatés de la prostate et des vésicules séminales », j'ai proposé il y a quelques années, les mots *compression digitale;* et, dans de nombreuses circonstances, j'ai passé en revue les indications, la technique et les résultats de cette méthode qui, pour n'être point tout à fait nouvelle, reste cependant presque complètement ignorée.

Il importe avant tout de distinguer cette petite intervention de ce que l'on a appelé le massage de la prostate, comme de l'expression prostatique. Le massage de la glande, que les empiriques étendent parfois jusqu'aux vésicules séminales, est fait sans indications précises, sans que rien ne règle sa durée, la force qu'il doit nécessiter, la fréquence des séances, les points exacts sur lesquels il doit porter à l'exclusion des autres; enfin et surtout, son but est différent, son mécanisme vaguement interprété. Ici au contraire, tout est méthodiquement établi, ainsi que d'ailleurs il est facile de s'en rendre compte en étudiant la compression digitale dans ses multiples détails; quelques formules très simples les résument en totalité.

L'expression prostatique[1] — et j'ai montré les précieuses ressources qu'elle fournit pour le diagnostic des lésions de la prostate et des vésicules et de la nature même comme du siège de ces lésions, — se propose aussi un objet bien différent; car, la compression digitale a pour but

1. A. Guépin, Massage de la prostate. *Journal des praticiens*, 1er février 1896. — *Journal des Praticiens*, 8 mai 1896. — *Académie de médecine*, 24 août 1897. — *Gazette des Hôpitaux*, 26 août 1897. — *Journal des Praticiens*, 25 septembre 1897. — *La clinique de Montréal*, avril 1898. — *Revue internationale de thérapeutique et de pharmacologie*, 18 octobre 1898. — *Tribune médicale*, 13 décembre 1899. — *Académie de médecine*, 6 janvier 1903, etc.

et aussi pour effet de *combattre la stagnation glandulaire, partant de favoriser le dégonflement prostatique* (on dit parfois l'atrophie) *et de s'opposer ainsi, autant que faire se peut, aux troubles urinaires qui dépendent de la prostatomégalie.*

C'est donc une opération spéciale, imaginée et mise en pratique depuis environ vingt ans, par Reliquet, et qui a donné entre ses mains d'abord, entre les miennes ensuite, tous les résultats qu'elle avait promis.

La thèse d'Aubry (Paris, 1899) vient nous fournir les meilleurs arguments pour établir une fois de plus toute la différence qui existe entre le massage des masseurs, l'expression et la compression digitale de la prostate, ainsi que la supériorité de cette dernière manœuvre spéciale sur les pratiques parfois étranges que l'on désigne aujourd'hui sous le nom général de massage. En consacrant l'erreur qui consiste à croire que le massage (ainsi compris) répond à des idées d'une indiscutable valeur, on arriverait à discréditer un procédé excellent, mais nécessitant chez le médecin qui l'utilise une réelle expérience et une connaissance approfondie des affections du carrefour génito-urinaire. Donc, encore et toujours au besoin, les choses seront, en quelques mots, remises à leur place.

Expression prostatique. — Au cours des maladies de la prostate et des vésicules ou au premier examen du malade, le toucher rectal peut être suivi, lorsque le doigt a intentionnellement comprimé ces organes, de l'écoulement par le méat d'un liquide plus ou moins anormal dans sa composition. Ce n'est pas après une seule exploration ainsi pratiquée qu'il est toujours possible de se prononcer sur la nature du cas; mais l'examen des sécrétions recueillies vient aider à l'établissement du diagnostic. Il ne faut pas voir ici un acte thérapeutique raisonné; c'est l'application d'un moyen de reconnaître directement la qualité ou les altérations du liquide stagnant dans les cavités distendues des glandes urétrales sous-musculaires. Chacun sait l'importance de cette recherche dans toutes les circonstances depuis le simple trouble fonctionnel jusqu'aux prostatites (même la prostatite bacillaire au début, et le cancer glandulaire de la prostate). L'expression s'éloigne du massage et se rapproche de la compression digitale; elle impose les mêmes règles de prudence et de savoir. L'absence de méthode, telle est la raison qui fait que l'expression prostatique pratiquée un peu par tous les chirurgiens et de tout temps, ne put conduire avant Reliquet, aux principes et au manuel opératoire de la compression digitale.

Massage des masseurs. — D'après la thèse déjà citée qui renferme l'exposé officiel de la pratique de nos hôpitaux et des renseignements bibliographiques d'ailleurs incomplets (bien que quelques-unes de ses conclusions paraissent inspirées par des travaux non signalés au lecteur), le massage fut appliqué par Thure Brandt à la prostatite aiguë en vertu d'une idée théorique appuyée sur l'analogie discutable des organes génitaux des deux sexes, puis étendu un peu à toutes les affections prostatiques (congestion, prostatites chroniques, hypertrophie sénile). La technique varie avec les auteurs qui, les uns s'adressent à la prostate seule, les autres à la prostate et aux vésicules. J'énumère toujours d'après la thèse en question, Ebermann (1892), Schlifka (1893), Felecki (1895), Rosenberg (1896). Mais avant eux, on trouve Fuller et Alexander en 1891 ; enfin Eupir Walter-Collan (1898) a démontré « les avantages du massage » dans le traitement « de la spermatocystite ». Quelques lectures, en particulier celle de l'ouvrage de Reliquet et Guépin sur *Les glandes de l'Urètre* (Paris, 1894-1895), auraient pu lui éviter cette peine.

Quoi qu'il en soit, il y a :

1° Le massage rectal à l'aide du doigt. Le malade étant dans le décubitus dorsal, l'index de la main droite largement graissé exerce une série de frictions douces, mais assez énergiques, sur toute l'étendue de la glande, indifféremment dans tous les sens, pendant un laps de temps qui varie de trois à cinq minutes en moyenne. La fatigue du malade et du médecin seule en règle la durée. Avec ce massage direct, on combine des manœuvres sus-pubiennes de la main gauche qui cherche à rejoindre le doigt rectal à travers la paroi abdominale. Ceci est, paraît-il, ce que nous avons de mieux ! Mais presque également utile, on possède encore :

2° Le massage par l'introduction dans l'urètre et le déplacement de catheters Beniqué, avec ou sans introduction du doigt dans l'anus ;

3° Enfin, pour les grosses prostates dont le doigt ne peut atteindre les limites, des bougies rectales pyriformes auxquelles on imprime un mouvement de va-et-vient, effectuent le massage recherché.

Ces trois procédés entre lesquels, à part le volume supposé de la prostate, rien ne peut nous permettre de choisir, présentent plusieurs points communs qu'il est presque superflu de mettre en lumière.

a) L'absence d'indications précises. On nous affirme bien qu'ils guérissent les prostatites aiguës, les prostatites chroniques, les spermatocystites, qu'ils font disparaître la congestion prostatique et améliorent l'hypertrophie sénile. Mais il serait intéressant de savoir à quel moment le massage est indiqué, à quels signes certains on reconnaît l'urgence d'y avoir recours et cela pour chacune des maladies sus-indiquées. Comment? pas un principe d'ordre général dominant la question, pas même de simples constatations empiriques? Pas d'indications, pas une seule contre-indication temporaire ou définitive.

b) L'incertitude du manuel opératoire. Il est sans importance, semble-t-il, de se servir ou non des cathéters, de faire ou non uriner le malade avant la séance de massage. La durée de cette dernière ne dépend que de la force musculaire du médecin et de la soumission du patient[1] ! Quant à préciser quelque peu la fréquence de leur répétition, le degré de force qu'elles nécessitent dans chaque cas, la durée du traitement, tout reste à faire. Inutile de s'embarrasser de connaissances anatomiques et physiologiques, puisque pas de douleurs, pas de fausses manœuvres, pas le moindre écueil à éviter ou le plus petit accident à craindre; cela tient du merveilleux.

c) L'ignorance du but à atteindre, qui résulte de l'interprétation vague et incomplète du méca-

1. Aubry, *Loc. cit.*

nisme du massage. Comment le médecin saura-t-il qu'il doit continuer à masser la prostate quand ne survient pas une amélioration rapide? Quel symptôme physique lui permettra d'apprécier exactement les effets de sa thérapeutique?

Le massage que l'on nous décrit, laisse encore beaucoup à désirer : doctrine insuffisante, absence de plan d'études, pas de méthode en un mot, ainsi que l'établit péremptoirement la thèse destinée à ruiner la compression digitale. Cette dernière constitue un véritable massage scientifique opposé à des manœuvres aveugles, irraisonnées et même souvent dangereuses comme les lignes précédentes suffisent à le prouver.

Les indications de la compression digitale sont précises ; la technique en est simple et bien réglée.

Les indications sont précises. D'une façon générale, chaque fois que des sécrétions, infectées ou non, stagnent dans les culs-de-sac de la prostate, chaque fois que leur évacuation spontanée (par le coït physiologique), est impossible ou incomplète, il y a lieu de pratiquer la compression digitale de la prostate. Ce qui revient à dire que dans toutes les prostatites aiguës, subaiguës ou chroniques, partielles ou généralisées, à une période déterminée de leur évolution, la compression digitale est un adjuvant heureux du traitement usuel ; elle hâte la fin des accidents et assure la guérison définitive si exceptionnelle, on le sait, lorsque les malades sont abandonnés à eux-mêmes.

Mais elle est presque indispensable au vieillard dont la prostate dilatée est envahie peu à peu par la sclérose péri-glandulaire et où les muscles expulseurs des sécrétions prostatiques perdent insensiblement leurs fonctions. Associée à un ensemble de soins minutieux (régime, cathétérisme, sonde à demeure) elle aide puissamment à la régression de la prostatomégalie, c'est-à-dire à la guérison ; elle reste toujours un palliatif excellent des troubles urinaires de certains prostatiques, ainsi qu'il en a été rapporté des exemples.

La technique en est simple et bien réglée. Suivant le cas, on fait uriner le malade ou on vide sa vessie par la sonde, en remplaçant une partie du liquide (un tiers à un quart), par de l'eau boriquée tiède ; s'il a la sonde à demeure, on peut, soit retirer celle-ci pour un instant et en profiter pour la vérifier; soit pratiquer la compression sur la sonde et la déplacer ensuite, en lavant l'urètre au fur et à mesure qu'on l'amène vers le méat. Le malade prend la position dite « à quatre pattes » sur son lit ou se lève et s'incline en avant, en appuyant les bras sur un siège dur, le bassin élevé, la tête basse; en un mot, on prend toutes les précautions nécessaires pour le toucher rectal méthodique de la prostate et des vésicules séminales.

Le rectum aura été débarrassé comme pour toute exploration prostatique, l'index de la main la plus exercée, très largement enduit de vaseline simple stérilisée (pas boriquée). L'opérateur placé derrière le patient, introduit son doigt avec lenteur, d'abord le plus haut possible, ne cherchant à recueillir les sensations qu'au retour, pour ainsi dire et méthodiquement sur tous les points de la prostate et des vésicules séminales. Il procède avec prudence et reconnaît la saillie des glandes dilatées, donnant la sensation de petits kystes proéminents vers le rectum ou de noyaux durs sous la muqueuse intestinale. Pour être autorisé à comprimer un de ces points avec la pulpe digitale, il faut que celui-ci présente une certaine mollesse, qu'il cède à la moindre pression comme une poche qui se vide. Peu à peu, là où l'on appréciait une saillie, on trouve désormais une dépression, limitée par des bords réguliers et plus fermes, comparable à celle que l'on déterminerait en appuyant avec l'extrémité du doigt sur un morceau de cire molle.

Au contraire, la moindre résistance, la moindre

douleur éprouvée par le malade, doit faire suspendre la compression. En effet, celle-ci n'est pas douloureuse ; à peine provoque-t-elle un besoin d'uriner qui cesse immédiatement après elle, besoin factice d'ailleurs, impossible à satisfaire et que le sujet doit chercher à retenir; puis, pratiquée sans toute la douceur indispensable ou sans indications suffisantes, elle provoquerait (et elle a provoqué) une poussée aiguë de congestion prostatique et une exacerbation des souffrances.

Après quelques jours de traitement dans les prostatiques aiguës (en particulier dans le furoncle de la prostate), lorsque les phénomènes douloureux commencent à s'amender, il convient de songer à faire la compression digitale : l'état local reconnu par le toucher, renseignera sur son opportunité. Et, de même dans les prostatites choniques, comme dans l'hypertrophie sénile (prostatite sénile de Reliquet et Guépin) ce n'est point au début, mais après une période de durée variable, alors que les autres procédés thérapeutiques, lavements, suppositoires, cathétérisme, etc., auront été utilisés, que l'on évacuera ainsi artificiellement les glandes.

Une seule séance de compression ne permet ordinairement point de vider toutes les dilatations glandulaires; ensuite, quelques-unes de ses dilatations se reproduisent, — c'est la règle — moins volumineuses il est vrai. Il faut donc à certains intervalles et pendant un certain temps (intervalles et temps que l'observation du malade sert à préciser) renouveler la compression. Je la fais parfois précéder du passage d'une bougie molle, en gomme, de calibre moyen (n°s 16 à 18), ou suivre d'une instillation, ceci lorsque les sécrétions prostatiques sont nettement infectées et par conséquent pas au premier stade de l'hypertrophie prostatique.

Pendant que la pulpe de l'index déprime les saillies glandulaires, le malade sent passer un liquide dans l'urètre, et par une sorte de petite éjaculation, se présentent souvent au méat de grosses gouttes de sécrétions prostatiques et vésiculaires, purulentes, fétides, colorées par du sang, parfois au contraire, d'aspect presque normal. Le microscope en fait au besoin, reconnaître aussitôt l'origine et la constatation de leurs caractères macroscopiques et microscopiques, vient aider au diagnostic comme au pronostic du cas donné. Quelquefois, on doit attendre un instant pour voir s'écouler au dehors ces sécrétions stagnantes; ou même, elles refluent en partie dans la vessie et l'urine immédiatement après, sort trouble et chargée de mucosités.

Toutes les complications à redouter dans la

compression digitale viendraient d'une faute opératoire (intervention prématurée, violences exercées sur la prostate, prolongation excessive des manœuvres), même celles qui résultent de la pénétration de l'urine dans les glandes, dont la cavité reste béante et le canal excréteur dilaté après l'expulsion de leur contenu. Ce qui revient à dire que chez le vieillard prostatique, à partir de la seconde étape anatomo-pathologique des accidents, on comprimera la prostate sur la sonde à demeure ou en assurant la miction par un cathétérisme régulier.

Après la compression survient un calme relatif; les besoins d'uriner s'espacent ; les érections pathologiques sont moins fréquentes, la vessie se vide mieux; partant, les urines sont plus claires et la congestion locale atténuée. En somme, il y a une amélioration indiscutable et qui peut être définitive.

Il faut le plus souvent, revenir à la compression digitale de la prostate, jusqu'au moment où l'organe diminué de volume, a acquis une consistance uniforme et souple et où cette compression ne provoque plus la sortie d'aucun liquide.

Au total, comme il a été dit plus haut, la compression digitale n'est pas, *à elle seule*, une méthode de traitement de la stagnation des produits des glandes génitales (prostate et vésicules séminales). Elle fait partie d'un ensemble de moyens, qui tous tendent au même but et qui résident, en substance :

1° Dans la suppression de toutes les causes voisines ou éloignées du spasme urétral profond qui oblitère activement les conduits excréteurs prostatiques ;

2° Dans la suppression des phénomènes locaux d'irritation qui entraînent à leur suite l'hypersécrétion des glandes, le gonflement de leurs conduits excréteurs et, consécutivement, la contracture des sphincters et la transformation (sclérose) des parois glandulaires, à la faveur d'une infection ;

3° Dans les modifications à apporter à la nature des sécrétions pour les rapprocher de leur état normal.

Ainsi, un prostatique à la première période peut et doit guérir sous la seule influence du traitement prophylactique comprenant, nous l'avons vu, l'hygiène, le régime et la thérapeutique.

Cette dernière consiste dans son essence en entéroclyses, suppositoires médicamenteux et massage scientifique de la prostate.

1° *L'entéroclyse* a pour but de débarrasser l'intestin, tout prostatique étant d'ordinaire un constipé conscient ou inconscient; de décongestionner le petit bassin et spécialement la prostate, en provoquant des garde-robes faciles et complètes; de faciliter l'absorption des médicaments contenus dans le suppositoire ou dans un petit lavement consécutif.

Pour arriver à ce résultat, il faut : que le malade soit couché sur le côté droit ; qu'il se serve d'un récipient (irrigateur, douche) dont la capacité soit suffisante (un litre), dont la force de projection soit réglée de manière à ce que le liquide pénètre *en bavant* dans l'intestin, c'est-à-dire insensiblement sous peine d'en provoquer la révolte. Le liquide (eau bouillie simple, décoction de guimauve, etc.), sera tiède, à la température du corps (37°, 38°), les lavements chauds ou très froids ne convenant qu'à la prostatite aiguë. Il s'écoulera par une longue canule en gomme souple de 25 à 30 centimètres, munie d'une olive terminale (Reliquet) ou d'une sonde rectale en caoutchouc rouge.

La canule très largement enduite de vaseline stérilisée (pas boriquée) sera conduite lentement à 15 ou 20 centimètres de hauteur dans l'intestin, l'appareil ayant été préalablement amorcé et toutes les précautions prises. Il faut dix ou douze minutes dans ces conditions pour l'écoulement d'un litre de liquide.

A peine celui-ci terminé, le malade se lève et il marche. Il rejette le liquide injecté dès la *première sollicitation*, sous peine de perdre entièrement ou à peu près le bénéfice très appréciable de cette ennuyeuse opération. Il ne doit faire aucun effort, soit pour rendre, soit pour garder le liquide de l'entéroclyse.

2° *Suppositoires.* — L'usage, à la fois ordinairement et légitimement répandu, des suppositoires dans le traitement des maladies de l'appareil génito-urinaire de l'homme et de la femme, est toutefois plus grand chez le premier, où ils agissent plus directement sur le carrefour des voies génitales et urinaires dont les lésions sont si fréquentes dans cette localisation. Chaque spécialiste a, pour les suppositoires qu'il conseille, ses formules de prédilection; mais tous reconnaissent le rôle local qu'ils peuvent jouer sur les organes du voisinage, et à distance par l'absorption des médicaments qu'ils renferment, partielle peut-être, lente le plus souvent et, en raison même de ces conditions particulières, à rechercher dans un très grand nombre de cas. Ce sont là des généralités sur lesquelles il convient de ne pas insister davantage aujourd'hui, sans oublier cependant que le praticien doit se souvenir des principales indications et contre-indications du suppositoire chez les prostatiques, observer certaines précautions utiles et chercher à éviter quelques petits inconvénients, conséquences d'une technique défectueuse dans son application.

1° *Laxatifs.* — Par exemple, le suppositoire de glycérine solidifiée qui provoque une réaction sécrétoire des plus abondantes et facilite souvent les garde-robes. Les urinaires, — presque toujours des constipés tenaces, alors même qu'ils se présentent régulièrement à la garde-robe et évacuent quelques matières, — doivent pour bien des raisons, éviter tout effort de défécation. La glycérine est parfois suffisante pour obtenir ce résultat ; en revanche, son usage prolongé deviendrait vite une cause d'irritation locale qui, à son tour, aurait sur l'état des voies génito-urinaires une fâcheuse influence. Aussi les suppositoires glycérinés sont-ils à utiliser avec prudence ; car, ils ne remplissent point absolument l'indication capitale chez nombre de malades : maintenir la vacuité de l'intestin sans provoquer la moindre excitation consécutive.

2° *Calmants.* — Le beurre de cacao qui entre pour une très notable proportion dans leur substance, peut, à lui seul, avoir un faible effet sédatif; il est nécessaire d'y joindre un médicament actif auquel il servira de véhicule, dont il modérera l'action locale en le divisant, et peut-être aussi la rapidité d'absorption. Il en découle à mon sens, que ce médicament devra être intimement mélangé si possible aux parties constituantes du suppositoire et non déposé dans une cavité centrale que l'on remplit et dont on obture l'orifice au dernier moment. Ce sont ces suppositoires calmants dont on se sert très habituellement chez l'homme adulte et le vieillard en particulier, dans les circonstances actuelles. Les lignes suivantes visent surtout ces données ordinaires de la thérapeutique et du malade.

Dans une certaine mesure, les suppositoires calmants ont, en même temps une action sur place et à distance; sur place, ils sont des modificateurs locaux: décongestifs, anesthésiques, antiseptiques ; à distance, leurs effets varient notablement avec la substance active qu'ils renferment : opium, belladone, jusquiame, iode, mercure, ichthyol, etc. L'association de plusieurs de ces corps rend l'étude de leur influence définitive des plus délicates et parfois même des plus incertaines. Mais l'intérêt de cette considération tirée du mécanisme probable par lequel le suppositoire manifeste ses propriétés, est suffisamment évident. Puis, les troubles digestifs sont la règle chez les vieux urinaires et il faut toujours ménager un estomac souvent intolérant. Enfin, la voie sous-cutanée pour l'introduction des médicaments dans l'organisme est à réserver pour des circonstances spéciales. La lenteur de l'absorption du suppositoire, la non-possibilité d'accumulation dans l'intestin, et peut-être la moindre facilité d'accumulation dans l'économie, de produits actifs dont il y a lieu de prolonger l'usage, devront donc assez souvent faire choisir cette méthode, de préférence aux autres ou associée avec elles dans les conditions particulières où nous nous plaçons.

Personnellement, j'utilise surtout les formules :

a. Iodoforme	3 centigr.
Extrait de jusquiame	5 —
Beurre de cacao.	3 gr.
Pour un suppositoire.	
b. Iodoforme . . . . }	āā 3 centigr.
Extrait de jusquiame . . . . . }	
Extrait thébaïque.	2 —
Beurre de cacao.	3 gr.
Pour un suppositoire.	
c. Extrait thébaïque.	2 centigr.
Ichthyol	5 —
Beurre de cacao.	3 gr.
Pour un suppositoire.	

Elles me paraissent convenir à la grande majorité des cas et les modifications importantes que j'ai cherché à y apporter, depuis quelques années (ne serait-ce que pour remplacer l'iodoforme par le diodoforme par exemple), n'ont point été satisfaisantes jusqu'à présent.

Donc, je fais prendre à mes malades, soit de l'iode à l'état naissant (iodoforme) facilement décelé dans les urines, soit du soufre (ichthyol), etc.; sans les exposer aux inconvénients et aux désagréments des potions, sirops, pilules, cachets, réservant le plus possible la voie buccale pour l'antisepsie indirecte des urines aux deuxième et troisième stades de l'hypertrophie.

De la grande fréquence des indications de l'emploi des suppositoires calmants, il ne faudrait pas conclure que les contre-indications temporaires en sont absolument exceptionnelles. Dans les états très aigus, avec fréquence et difficulté des mictions, le suppositoire ne serait pas toléré, ou bien les efforts synergiques du rectum et de la vessie le feraient rejeter au dehors à peine introduit. C'est ici que, d'abord, par des procédés appropriés il sera nécessaire d'obtenir le calme relatif : dans la rétention d'urine aiguë, par le cathétérisme; dans les prostatites aiguës, par la saignée locale prolongée, l'évacuation du rectum, les calmants généraux donnés par la bouche ou en injection hypodermique. Le suppositoire viendra à son heure pour compléter leurs effets. On conçoit naturellement aussi que quand l'ampoule rectale est encombrée de matières, quand la prostate est par trop tendue et douloureuse, on ne saurait ne pas attendre pour user de ce moyen de traitement. Parfois aussi, le rectum est rempli par une tumeur qui ne permet pas la mise en place du suppositoire, petite opération que le malade fait lui-même, tandis qu'avec une sonde, un lavement calmant peut être facilement porté au-dessus de l'obstacle, d'autant mieux que le médecin dirige cette intervention. Il y a donc une surveillance à exercer, comme pour tout autre méthode thérapeutique, alors même qu'elle ne saurait avoir aucune portée exclusive et combinerait son action avec l'action des autres.

Donc, le suppositoire est employé lorsque se manifeste déjà une certaine sédation ; et son usage, avec des interruptions plus ou moins longues, est ordinairement prolongé. Il est utile d'observer toujours les précautions suivantes, sous peine de ne point en retirer tout le bénéfice attendu. L'intestin aura été débarrassé par un lavement abondant d'eau bouillie tiède ; car, après les lavements très chauds, après les lavements froids, après les lavements laxatifs et surtout purgatifs, il y a peu à attendre du suppositoire. Cette préparation de l'intestin consiste, en un mot, non à exciter ses contractions d'une manière tant soit peu durable, non à modifier rapidement les conditions circulatoires du sang dans ses vaisseaux, mais à faciliter le calme nécessaire à la fonte du suppositoire et à l'absorption des médicaments dont il est chargé. Le malade attendra un temps suffisant que le lavement ait été rendu dans sa totalité, sans faire aucun effort pour le garder ou pour aider à la rapidité de la complète évacuation de l'intestin.

Tout cela vient d'être décrit à propos de l'entéroclyse qui, on le conçoit, doit précéder de peu, la mise en place du suppositoire.

Alors le sommet du cône, — toujours un peu dur — émoussé par l'approche d'un objet à température élevée (flamme d'une bougie par exemple), l'anus largement graissé de vaseline le suppositoire sera lentement conduit avec le doigt, le plus haut possible, jusqu'au moment où il semble aspiré et échappe au malade. On le croit très haut placé ; il a simplement franchi le sphincter. Abandonné trop tôt, il est partiellement rejeté. La brusquerie apportée dans son introduction a parfois été la cause d'éraillures de la muqueuse rectale avec hémorrhagie plus ou moins abondante.

Laissant de côté, et intentionnellement, les mécomptes qui résulteraient d'un mode défectueux de fabrication des suppositoires, les petits ennuis qu'occasionne souvent au début la non-observation des règles de technique résumées plus haut, le suppositoire chez les urinaires offre beaucoup d'avantages en regard de très peu d'inconvénients réels. Cette constatation facile à faire, justifie la grande diffusion de son emploi, malgré la répugnance de nombreux malades, auxquels cependant leur médecin aura toujours absolument démontré la valeur du suppositoire médicamenteux et l'efficacité de son action, alors qu'il est logiquement indiqué d'y avoir recours.

En passant, je signalerai l'abus de la belladone dans les suppositoires, abus qu'autorisent on ne sait pourquoi, presque tous les classiques. Chez les urinaires, avec insuffisance rénale manifeste ou encore fruste, il y a rapidement (un jour ou deux) sécheresse de la langue, soif inextinguible et après seulement, troubles pupillaires, lorsqu'on leur donne des suppositoires ne contenant que 5 centigrammes d'extrait de belladone; or, comme l'efficacité de ce remède est au moins très discutable ici, je déconseille son emploi le plus souvent. Malgré mes efforts, l'habitude est telle qu'il reste très ordinairement prescrit.

CHAPITRE VI

DEUXIÈME PÉRIODE DE LA PROSTATITE SÉNILE

La rétention d'urine aiguë, phénomène frappant à la deuxième période et accident pour lequel d'ordinaire le spécialiste est consulté une première fois, est provoquée par une retenue volontaire du besoin d'uriner, par une fatigue, un refroidissement, une excitation génitale intempestive ou prolongée, surtout après des excès de table. En somme, sa pathogénie est nettement congestive. Mais elle a été préparée, annoncée, prévue par des envies d'uriner de plus en plus fréquentes, de moins en moins faciles à satisfaire, coïncidant avec une polyurie marquée, une polydypsie que certains encouragent à tort au moment d'une cure hydrominérale ou provoquent dans un but de lavage. Au même moment les petits symptômes de la période latente sont plus accusés que jamais : constipation relative, sensations vagues pendant la miction, etc.

Cette excitation vésicale est si proche de la rétention d'urine que Reliquet et moi n'avons jamais hésité à prescrire dès ce moment le traitement de la rétention proprement dite. Il est désormais trop tard en effet, pour reculer le cathétérisme et toute attente impose au malade d'inutiles souffrances.

« Il ne faut sonder un malade, disait Reliquet, que lorsque les circonstances le commandent impérieusement. A la méthode, à la prudence, à l'antisepsie dans le cathétérisme, il convient d'ajouter une conception précise de son opportunité ». Or ici le cathétérisme est urgent. Si, en règle générale, chez les prostatiques, il ne faut évacuer artificiellement la vessie qu'à la dernière extrémité, dans la situation actuelle, le cathétérisme s'impose; il aura été précédé, comme de juste, d'un grand bain tiède prolongé, d'une déplétion complète du rectum, d'une mise au régime lacté absolu ou du moins très sévère, plus par excès de précautions que dans l'espoir d'éviter une manœuvre désormais indispensable dont les conséquences à tout prendre, ne peuvent être que favorables.

SONDE A DEMEURE[1]

La sonde à demeure joue dans le traitement de l'hypertrophie sénile de la prostate un rôle important encore très vaguement interprété par la majorité des cliniciens.

Cependant, on reconnaît aujourd'hui les grands services que l'on en peut attendre chez les prostatiques lorsque l'on sait tirer parti des ressources qu'elle nous offre.

Chaque fois qu'il est possible et indiqué de le faire, on doit avoir recours à ce procédé si simple et si efficace de drainage vésical. Chaque fois qu'il est possible, disons-nous; car, il arrive encore que la sonde à demeure ne puisse être supportée par le malade et une intervention sérieuse devient aussitôt nécessaire.

Il est donc d'un intérêt majeur de faire que la sonde mise à demeure pour un temps variable suivant les circonstances, soit convenablement supportée. Les moyens employés à cet effet, sont les uns *usuels* et depuis longtemps bien connus, les autres *moins connus* quoique aussi utiles à connaître. Je ne parlerai que de ces derniers, en

1. A. Guépin. Des moyens de faire tolérer la sonde à demeure chez les prostatiques; *Académie de médecine*, 14 avril 1896. De deux modes d'action de la sonde à demeure sur la prostate sénile; *Académie de Médecine*, 27 octobre 1896, etc.

rappelant qu'ils ont été mis en usage par feu mon maître Reliquet et par moi-même et que nous avons publié de nombreuses observations cliniques, démontrant leur très habituelle réussite.

Les moyens usuels sont le choix éclairé de la sonde quant à sa composition, sa forme et son calibre ; sa mise en place méthodique ; sa fixation ; son bon fonctionnement contrôlé par l'écoulement de l'urine et des injections faites dans la vessie. Tout cela est désormais classique.

Comme procédés moins connus, il y a :

1° *L'injection* d'une certaine quantité de liquide dans la vessie après la sortie de l'urine. En effet, chez tout prostatique atteint ou non de cystite, la période aiguë de rétention d'urine étant passée, la vessie ayant repris une capacité normale et parfois amoindrie, la sonde à demeure doit plus que jamais être fermée par un fausset. A chaque besoin d'uriner elle sera ouverte pour laisser échapper la presque totalité de l'urine contenue dans la vessie : puis la seringue à la main chargée d'eau boriquée tiède, au moment où s'écoulent les dernières gouttes d'urine et où va commencer à apparaître un besoin factice de miction qui abandonné à lui-même irait en s'exaspérant, on pousse lentement le liquide par une pression insensible sur le piston et on s'arrête lorsque le malade n'accuse plus aucune sensation anormale. Quelques centimètres cubes d'eau boriquée suffisent le plus souvent. En met-on trop ou trop peu, l'effet calmant attendu ne se produit point. Toute l'efficacité du procédé réside en somme dans la précision du manuel opératoire.

2° La *suppression* de tout ce qui comprime ou rétrécit l'extrémité du canal : atrésie, ectopie du méat : atrésie préputiale. D'un coup de ciseaux, après anesthésie cocaïnique au besoin (ou si le cas le comporte, par une intervention plus complète), on lève l'obstacle, franchissable d'ailleurs qui rendait le séjour de la sonde insupportable au malade.

Tous ces soins ne font pas que l'incision vésicale ne soit jamais indiquée en raison de l'intolérance pour la sonde à demeure ; mais ils en diminuent considérablement le nombre des cas.

La sonde à demeure dont j'ai déjà envisagé les indications cliniques, comme les moyens propres à en faire tolérer la présence, agit :

1° *Sur la vessie*, en la drainant ;

2° *Sur la prostate* elle-même, ainsi que nous l'avons péremptoirement démontré.

En effet, la présence d'une sonde molle dans l'urètre d'un malade prostatique en particulier, à la deuxième phase des lésions progressives de son affection, a pour effet :

a) De permettre le dégonflement de la prostate hypertrophiée en apparence ;

b) De s'opposer à l'infection aiguë des cavités glandulaires prostatiques et aux phénomènes généraux d'intoxication grave qui en résultent rapidement.

Premier mode d'action : La sonde à demeure permet la diminution de volume de la prostate.

Le volume de la prostate constaté aux premiers examens, tient, en effet, surtout à la congestion locale et à la dilatation des acini glandulaires par les sécrétions stagnantes. La sonde met au repos la vessie et l'urètre, supprime, par conséquent, tous les efforts et par là même, les causes de congestion active du réseau veineux péri-prostatique si développé chez le vieillard. Mais en outre, l'urètre n'existant plus en tant que canal excréteur contractile, les phénomènes spasmodiques de la région urétrale profonde se calment peu à peu.

Comme la contracture urétrale profonde a pour résultat d'oblitérer activement les conduits excréteurs des glandes de la prostate et, par suite, de provoquer la rétention des sécrétions dans ces glandes, le repos complet de l'urètre rend immédiatement possible la sortie de ces sécrétions. Alors, il se produit un écoulement spontané pris parfois à tort pour de l'urétrite et pouvant au contraire, être qualifié de *providentiel;* car, le toucher rectal, sans parler du cathétérisme, prouve que la prostate revient sur elle-même, perd de son induration et diminue parfois de moitié en quelques jours. La clinique et le microscope démontrent l'origine prostatique de cet écoulement[1]. Et le malade que l'on pensait ne devoir plus jamais uriner sans la sonde, peut, de lui-même, vider presque complètement sa vessie. Il arrive même à la longue et sous l'heureuse influence de l'ensemble thérapeutique, que survienne la guérison absolue ; je renvoie à mes travaux antérieurs.

L'apparition de l'écoulement est un signe de pronostic heureux ; son absence coïncidant toujours avec une faible diminution de volume et d'induration de la prostate, prouve l'état avancé de sclérose des tissus de l'organe (3e stade).

Second mode d'action : En évitant la congestion locale active, en calmant le spasme urétral profond et facilitant ainsi la sortie des produits stagnants des glandes, la sonde à demeure aurait ouvert une porte à l'infection aiguë tant à craindre en pareilles circonstances, si l'on se hâtait de la retirer pensant que son rôle est terminé momentanément tout au moins.

La principale cause d'infection de la prostate

1. A. Guépin. Ecoulements urétraux providentiels.

et de l'infection générale consécutive, est la pénétration d'urines presque toujours septiques dans les cavités glandulaires dilatées et incomplètement vidées de leur contenu d'ailleurs également infecté. Si cet accident se produit, la prostate reprend son volume primitif, les douleurs de la fin de la sortie de l'urine reparaissent, la sécrétion urétrale spontanée diminue. Bien que le pus soit en moins grande abondance dans l'urine, la fièvre se montre, la bouche se dessèche : l'intoxication commence (foyer infectieux prostato-génital).

En replaçant la sonde et en usant de suite des moyens applicables en pareil cas, on peut parfois juguler les accidents; et la prostate diminue de nouveau, les douleurs se calment, l'écoulement urétral se rétablit.

En un mot, la sonde à demeure est de première nécessité dans le traitement préventif, parfois curatif, du foyer infectieux prostato-génital[1].

On pourrait résumer ainsi ces quelques lignes :

La sonde à demeure chez le malade atteint de prostatite sénile agit aussi heureusement sur l'urètre que sur la vessie.

1. A. Guépin. Signes de la congestion prostatique; *Académie de Médecine*, 17 janvier 1899. Douleurs vésicales des prostatiques; *Académie de médecine*, 26 mai 1896. Le foyer infectieux prostato-génital; *Académie de médecine*, 16 janvier 1900.

Mettant au repos le conduit excréteur comme le réservoir urinaire, elle supprime à la fois les causes de congestion locale et le spasme urétral profond, entraînant par suite, la facilité de sortie des sécrétions stagnantes des acini prostatiques et vésiculaires dilatés.

Elle remplit la première indication du traitement préventif, sinon curatif, de l'infection générale fréquente et si grave, chez le vieillard prostatique dont on évacue la vessie.

La sonde à demeure est retirée lorsque les phénomènes de fausse cystite (excitation vésico-urétrale) sont calmés, quand la prostate est redevenue souple ; et remplacée par le cathétérisme intermittent prolongé jusqu'à la guérison.

A ce moment, on arrive au massage scientifique de la prostate, pratiqué comme il a été dit, en prenant les précautions suivantes. Si le malade ne peut uriner sans sonde, on lave la vessie avec une solution faiblement antiseptique et l'urètre en retirant l'instrument. S'il urine seul, une instillation au niveau de la région prostatique remplace le lavage. J'utilise de préférence le protargol à 1/20 qui n'est pas douloureux.

Mais lorsque la sclérose périglandulaire est déjà trop accusée, le malade bien qu'amélioré a besoin indéfiniment de se sonder une ou deux fois par semaine pour vider à fond et laver sa vessie.

Je lui conseille alors :

De continuer le *régime* dont les règles principales ont été résumées plus haut ;

L'hygiène qui s'adresse tant à son état général qu'aux conditions locales de son système urinaire et varient nécessairement l'un et l'autre avec les sujets ; car il nous est impossible d'envisager tous les cas individuels ;

Le *massage*, qui ne prétend plus qu'à des effets palliatifs, est commandé par la réplétion des cavités glandulaires dont le malade reconnaît l'existence aux difficultés progressives des mictions volontaires et du cathétérisme, quelquefois aux hématuries ou à un retour de la fausse cystite. Le temps nécessaire à cette réplétion est très variable : un mois, deux mois, trois mois, suivant que l'évacuation spontanée des acini distendus (écoulement providentiel) est plus ou moins complète. En pareille occurrence, quelques séances de massage dont les signes physiques et fonctionnels auront démontré l'utilité, seront nécessaires de loin en loin pour maintenir le *statu quo*. Pendant la période du massage, le malade aura recours à l'entéroclyse, aux suppositoires, insistera sur l'hygiène et le régime, et pourra prendre un antiseptique par la voie buccale : salol, urotropine (si le rein est sain), mais mieux acide benzoïque. Je conseille d'administrer ces médicaments en cachets, en solution ou en suspension dans un peu de liquide *au milieu du repas* et j'ajoute, quand il s'agit de cachets, une petite dose de bleu de méthylène qui me sert de témoin de leur absorption. Par exemple :

Acide benzoïque (du benjoin) . . . 3 gr.
Bleu de méthylène . . . . 20 centigr.
Diviser en cachets n° 20.

Deux par jour.

RARETÉ DES INDICATIONS OPÉRATOIRES

Les indications opératoires chez les malades atteints d'hypertrophie sénile de la prostate sont très exceptionnelles ; depuis mes premières communications à l'Académie sur ce sujet, le temps et l'expérience ont confirmé cette opinion invariable. Il ne s'agit pas ici de condamner les petites interventions telles que ponction vésicale, stricturotomie, etc., parfois au contraire, absolument de mise et toujours innocentes lorsque, pratiquées à bon escient par une main habile, non plus que certaines opérations palliatives, mais de montrer combien sont rares chez les vieux prostatiques les circonstances qui réclament l'emploi de la grande chirurgie.

Quelles seraient donc les indications formelles de la taille avec ou sans fistulation définitive de la vessie (cystostomie), de la castration, de la vasectomie, des prostatotomies et prostatectomies (depuis la section valvulaire de Mercier jusqu'à l'exérèse galvanocaustique de Bottini)? Je les recherche et quelques chirurgiens les trouvent :

1° *Dans les difficultés du cathétérisme.*

a) Le malade est sous le coup d'une rétention d'urine aiguë. A ce moment, le cathétérisme est toujours possible quand on a pris le soin de le faire précéder de l'observation des petits moyens partout facilement applicables et connus de tous les praticiens (bains, évacuation du rectum, saignée locale, etc.), et de se servir d'instruments appropriés (sondes coudées, sonde à grande courbure, etc.). En cas de nécessité, la ponction aspiratrice sus-pubienne régulièrement faite, n'offre aucun danger et permet d'attendre que l'urètre soumis redevienne facilement franchissable. A ma connaissance, jamais un prostatique, pris de rétention d'urine aiguë, n'a pu être sondé dans les délais convenables ; jamais même il n'a fallu avoir recours à la ponction pour obtenir l'évacuation vésicale. Jamais encore moins il ne peut être permis à un médecin de faire une taille sus-pubienne ou autre dans de telles circonstances ; car les grandes difficultés du cathétérisme résident dans la petite expérience de celui qui le pratique et il est plus urgent d'apprendre aux étudiants à se servir d'une sonde (et d'un aspirateur) qu'à ouvrir une vessie, celle-ci ayant presque toujours à gagner à n'être jamais incisée, surtout par un opérateur peu préparé.

b) Le cathétérisme est habituellement pénible (difficultés d'introduction de la sonde, saignement du canal, etc.), et il n'y a point encore ici de raisons suffisantes pour aussitôt parler de grands délabrements. Le calibrage du canal s'il est indiqué, une ou plusieurs périodes de sonde à demeure, l'emploi de cathéters bien choisis, une antisepsie à la portée de tous, permettent — et il me serait facile d'en rapporter encore de nombreux exemples — au vieux prostatique de vivre d'une manière satisfaisante, sans subir aucune mutilation et ajouter sans profit, une infirmité nouvelle (fistule) aux misères dont il souffre déjà, ou une obsession (perte des testicules) à ses multiples sujets d'inquiétude.

2° *Dans la prostatomégalie.* — Il n'est plus utile de répéter qu'aux deux premiers stades anatomo-pathologiques de l'évolution progressive des lésions prostatiques, la prostate peut perdre de son volume anormal et même parfois s'atrophier dans le véritable sens du mot, sous l'influence d'un traitement logique et la miction se rétablir plus ou moins complète.

Au troisième stade, les lésions irréparables de la prostate s'associent à celles de l'appareil uro-génital tout entier (et de l'ensemble de l'économie) et la vessie calme peut simplement être vidée trois ou quatre fois dans les vingt-quatre heures; c'est la guérison spontanée habituelle par cicatrisation.

Or les opérations indirectes (castration, vasectomie, cystostomie) peuvent au plus tendre à diminuer la congestion locale dont il est si facile de se rendre maître sans elles. Elles ont réduit de volume (mais à quel prix!) des prostates qui ne demandaient qu'à se dégonfler presque toutes seules. Inutiles toujours, dangereuses parfois, elles sont déjà tombées dans un oubli mérité.

Les opérations directes (prostatotomies, prostatectomies), pleines de dangers (hémorrhagies en particulier, infection, fistules) jadis presque abandonnées, pour ces raisons majeures, redeviennent à la mode aujourd'hui sous la forme exclusive de la prostatectomie périnéale totale. Mais même dans les cas les meilleurs, si vraiment la prostate est hypertrophiée (c'est-à-dire sclérosée), la prostatectomie n'est qu'une opération palliative au troisième stade de l'évolution des lésions prostatiques. Elle n'est jamais *curative* dans le sens exact du terme; il n'y a d'ailleurs pas d'opération curative d'une affection généralisée de l'appareil génito-urinaire avec transformation des tissus. Un noyau fibreux isolé venant obturer le col d'une vessie saine serait la seule condition favorable à la prostatectomie sus-pubienne; mais combien peu fréquente !

Aux deux premiers stades, aucune de ces interventions ne répond aux indications thérapeutiques et ne permet aussi sûrement au malade de retrouver une miction normale, que la sonde à demeure bien utilisée, que la compression digitale de la prostate, etc., en un mot que l'*ensemble* des petits procédés dont l'efficacité et l'innocuité ne sont plus à défendre. Au troisième stade de sclérose périglandulaire totale, il vaut encore mieux introduire la sonde toutes les sept ou huit heures et maintenir l'asepsie vésicale sans chercher davantage, que de renoncer inutilement (et non sans un réel danger) à ses testicules ou d'augmenter par la création d'un trajet fistuleux sus-pubien les chances d'infection ascendante ou générale.

3° L'*infection des voies génito-urinaires.* — J'en ai assez dit ailleurs (voy. foyer infectieux prostato-génital) pour montrer que quand la sonde à demeure a échoué dans ces circonstances, ce qui est rare, la taille n'offre plus qu'une ressource bien précaire. Il ne faut voir dans la cystotomie entreprise à ce moment qu'un palliatif des complications infectieuses de la prostatite sénile. Il n'est question bien entendu que de la taille périnéale ; car on veut établir le plus rapidement possible un drainage efficace du réservoir urinaire. La taille périnéale est moins facile à exécuter, mais moins grave que la cystotomie sus-pubienne ; elle répond mieux au but que le chirurgien se propose d'atteindre ; les fistules qu'elle laisse parfois à sa suite ont comme toutes les autres, une tendance naturelle à l'oblitération. Pour ces raisons, je donne encore aujourd'hui hautement la préférence à l'intervention périnéale, la réservant d'ailleurs pour des cas très exceptionnels. En outre, à l'exemple de Reliquet, je ne pratique guère la taille périnéale qu'au troisième stade de l'hypertrophie ; elle me permet de faire la *prostatectomie partielle* tout aussi avantageuse à mes yeux que l'ablation totale de la glande. Après drainage prolongé de la vessie, les opérés s'ils n'urinent pas complètement seuls, du moins, se sondent avec facilité. Par la même voie, je retire les calculs si fréquents chez les prostatiques et des observations vieilles de plus de dix ans, ne m'engagent nullement encore à changer ma pratique du début.

Chez les malades de l'hôpital les choses ne se passent peut-être pas toujours comme chez ceux de la ville; cette distinction faite, il est manifeste que les grandes opérations proposées aux vieux prostatiques, *comme moyen curatif de leur mal*, ne sont jamais franchement indiquées, jamais urgentes, jamais suffisantes à elles seules; et, je passe à dessein sur les inconvénients. On ne saurait donc songer à les entreprendre qu'après l'échec bien constaté des autres méthodes thérapeutiques.

Mais nous sommes encore à l'époque des emballements opératoires; aussi reviendrai-je sur un article que j'écrivais dans la *France médicale* du 25 mai 1900, intitulé :

GRANDEUR ET DÉCADENCE DES OPÉRATIONS CURATIVES

On parle beaucoup des grandes opérations destinées, dans l'esprit de leurs vulgarisateurs, à provoquer la guérison radicale de l'hypertrophie prostatique sénile. D'abord directement dirigées contre la prostate et la prostatomégalie symptomatique de cette affection, c'est-à-dire contre l'obstacle mécanique à la sortie des urines, par des résections plus ou moins étendues, par des excisions du tissu glandulaire dégénéré, on cherchait à rétablir la miction urinaire dans son intégrité physiologique. Pour ceux qui redoutaient l'emploi du bistouri et des larges incisions permettant de voir le champ opératoire, s'offrait la destruction galvano-caustique partielle, dont Bottini reste depuis plus de vingt ans le défenseur résolu. Devant les difficultés, les dangers (hémorrhagies), l'inefficacité trop ordinaire de ces interventions, quel que fût d'ailleurs le soin mis à les exécuter, partant de données incomplètes, inexactes ou d'interprétation discutable, en en vint à rechercher d'une manière indirecte la régression de la prostatomégalie, cause unique, semblait-il, des troubles urinaires dont souffrent les vieux prostatiques. Ce fut l'heure de la ligature des artères iliaques internes, de la suppression de l'un ou des deux testicules, de la résection des canaux déférents. Nouveaux échecs ordinaires toujours inexpliqués et nouvelles tentatives dans un sens identique, quelque peu timorées d'ailleurs; ligature des canaux déférents, simple résection de quelques veines ou de quelques nerfs du cordon spermatique. Mais toujours l'enthousiasme des promoteurs de chacun de ces essais chirurgicaux curatifs ne diminuait en rien au fur et à mesure que l'intervention perdait de son importance et de son étendue; un esprit simpliste en déduisit qu'en n'opérant pas du tout, on obtiendrait encore d'aussi bons résultats et les événements sont venus lui donner raison.

A côté, pour ainsi dire, et tout en fondant encore de grandes espérances sur l'atrophie (?) possible de la prostate par le repos fonctionnel de l'urètre, d'autres détournaient le cours des urines par la cystotomie périnéale et l'entretien de la fistule ou l'abouchement de la vessie à la région cutanée sus-pubienne. Un nom pompeux était attribué à ces pratiques rajeunies ou nouvelles, un grand bruit était fait autour des guérisons relatives qu'elles avaient permis d'obtenir et la cystostomie sus-pubienne en particulier, devenait le traitement de choix, palliatif et curatif, de l'hypertrophie prostatique. Le praticien modeste qui ne pouvait prétendre à la possession de la technique suffisamment précise de ces belles opérations, surtout des premières, renonçait à l'ancienne thérapeutique. Incapable de marcher après le progrès, il s'allégeait du lourd bagage des connaissances désormais caduques — disait-on — dues aux recherches des cliniciens, nos devanciers, et confiait au brillant opérateur le soin exclusif de traiter et de guérir ses malades.

Pendant ce temps, l'étude de l'anatomie, de la physiologie et de la pathologie génitales étaient abandonnées à des chercheurs obscurs, réputés rétrogrades. Non encore sortis, pensait-on, des ornières d'un passé négligeable, on pouvait leur laisser l'examen des faits, l'observation clinique, le raisonnement, d'autant plus qu'ils n'avaient pas les ressources de l'action, au moins d'après leurs contradicteurs.

Or, il apparaît aujourd'hui que, en partie, sous leurs efforts répétés dont l'Académie de médecine a été témoin depuis plus de cinq ans, l'engouement opératoire s'atténue peu à peu et que les adeptes les plus fervents de la chirurgie, dite « *curative* » dans ce cas spécial, se détachent d'une manière insensible du groupe des interventionnistes à outrance. On ne parle plus guère de prostatectomie, d'exérèse galvano-caustique, de castration, de vasectomie, d'angio-neurectomie, on parle moins de cystostomie sus-pubienne, et le plus ancien procédé, la taille périnéale, regagne seul le terrain qu'il avait un instant perdu depuis que se multiplient les travaux qui répandent des connaissances exactes sur la prostate et sur ses maladies, sur la nature et les causes de l'hypertrophie sénile, sur ses relations avec les prostatites et le cancer épithélial. Bien au contraire, ces notions paraissent assez satisfaisantes à nombre de ceux-là mêmes qui croyaient uniquement aux interventions curatives pour qu'ils s'efforcent aujourd'hui de ne plus attirer l'attention sur leur erreur.

Les choses en étaient là, au milieu de l'année 1900, quand par un de ces retours si ordinaires de la mode, la prostatectomie totale, cette fois effectuée par la voie périnéale, reconquit à elle seule toute la faveur des chirurgiens et du public. Qui n'a pas enlevé de prostate depuis cette époque ? Personne. Un seul chirurgien a protesté et proteste encore ici au nom de la clinique en répétant ses conclusions précitées.

TRAITEMENT DES COMPLICATIONS

Infection générale (*foyer infectieux prostato-génital*)[1]. — Lorsque les glandes sous-musculaires (prostate et vésicules) du carrefour uro-génital de l'homme sont infectées et, à leur tour, deviennent le point de départ d'une infection générale, infection variable dans son intensité, diverse dans sa nature depuis l'infection urineuse jusqu'à l'infection purulente, peut-être diverse encore dans son essence même, infection vraie ou intoxication ? On se trouve en présence de ce que Reliquet appelait le « *foyer infectieux prostato-génital* » ; il est d'ailleurs de règle, ici comme

1. A. Guépin, Le foyer infectieux prostato-génital.

partout, que les lésions vésiculaires soient analogues, contemporaines et parallèles aux lésions prostatiques et qu'elles soient accompagnées de modifications pathologiques s'étendant au système génital tout entier. Les cavités glandulaires de la prostate et des vésicules, en raison sans doute de leur étendue, de leurs anfractuosités, de la richesse de leur circulation sanguine et lymphatique, de la facile stagnation de leurs produits, sont la source ordinaire des infections à distance d'origine urétrale ainsi qu'il m'a été donné bien souvent de le rappeler depuis mes premières recherches sur la question (*Les Glandes de l'urètre*, 1894).

Le foyer infectieux prostato-génital considéré dans une vue d'ensemble se produit trop fréquemment chez les urinaires de tout âge pour pouvoir rester ignoré du praticien. Nombre d'accidents locaux tenaces ou récidivants (névralgies, arthrites, etc.), et de réactions générales (fièvre, inappétence, etc.), atténuées parfois, parfois affectant au contraire la plus grande intensité et entraînant en peu de jours l'issue fatale (état typhoïde) en sont la conséquence directe et immédiate. De la connaissance aussi exacte que possible de leur physiologie pathologique et de leurs causes se déduit nécessairement la thérapeutique à employer pour les combattre.

L'infection des cavités sécrétantes de la prostate et des vésicules ne paraît pas exercer une influence durable sur l'ensemble de l'organisme, mettant à part ce qui tient à ses complications, quand certaines conditions locales ne se rencontrent pas déjà et n'ont pas, pour ainsi dire préparé le terrain à son nouveau rôle morbide. Il faut nécessairement, comme le fait a été énoncé par moi dans une communication à l'Académie des sciences (20 novembre 1899) : 1° Stagnation, et, *a fortiori*, rétention des sécrétions dans les glandes dilatées ; 2° infection puis résorption des produits infectieux et toxiques par les parois modifiées de ces glandes. En un mot, le foyer infectieux prostato-génital ne se rencontre que chez les prostatiques, en laissant à ce terme un sens très général et très exact à la fois, c'est-à-dire chez les malades jeunes et vieux dont la prostate et les vésicules chroniquement enflammées sous l'action prolongée de l'hypersécrétion et de la dilatation des acini, ont subi des modifications d'abord purement fonctionnelles (troubles mécaniques d'excrétion et de circulation sanguine) ensuite essentielles et trop souvent définitives (transformation de l'épithélium sécréteur, sclérose périglandulaire commençante). Les causes prédisposantes sont donc aussi, au début, celles de l'hypersécrétion et de la stagnation glandulaire, plus tard celles de l'infection des sécrétions stagnantes et celles des lésions consécutives de l'appareil sécréteur d'ordre local et général (congestion, sclérose). Les acini dilatés, remplis de produits stagnants, communiquant avec l'urètre par des canaux excréteurs élargis, dont les parois sont le siège de modifications pathologiques multiples et de troubles circulatoires, présentent en même temps le milieu le plus favorable à la pénétration de l'agent septique ou toxique, à son développement et à son transport par les voies sanguines ou lymphatiques dans l'économie tout entière.

Cette *préparation nécessaire* des glandes génitales désormais bien connue, il devient facile de passer rapidement en revue les autres causes de constitution, du foyer infectieux prostato-génital : l'*âge* du malade et la longue durée préalable des maladies prostatiques ; plus fréquent chez les vieillards que chez les jeunes, il prend une tournure beaucoup plus grave, tenant pour une part peut-être à la virulence microbienne, mais surtout à l'état d'usure de tous les tissus, comme à l'insuffisance fonctionnelle relative des différents organes (foie et reins en particulier). Le foyer infectieux prostato-génital se montre à l'occasion d'une *maladie générale* (grippe par exemple) et d'une façon plus habituelle à la suite d'un *cathé-*

térisme septique ou non, traumatisant ou non l'urètre prostatique, d'une *intervention intempestive* (cautérisation) d'un *massage maladroit* de la prostate, de l'*incision incomplète* ou de la *ponction* d'un abcès par la voie rectale, de la *pénétration* de l'*urine* dans les glandes et de son mélange avec les sécrétions stagnantes ; mais alors toujours au moment où, par leurs conduits excréteurs dilatés, les acini vident dans le canal urinaire le contenu de leurs cavités incapables de revenir aussitôt sur elles-mêmes. Insidieux d'ordinaire pour qui n'est pas prévenu, le foyer infectieux semble parfois apparaître spontanément, résiste à tous les traitements qui ne visent pas son étiologie réelle et, quel que soit l'âge des sujets atteints reste, encore aujourd'hui, trop fréquemment méconnu.

Si dans la jeunesse les réactions générales d'un centre local d'infection sont le plus souvent vives et franches et par ces caractères mêmes, ne permettent d'hésiter à reconnaître son influence à distance (phlegmon péri-prostatique), le foyer infectieux prostato-génital demande parfois, il convient de le répéter, à être recherché avec soin. A l'appui de ce dire, j'ai cité des observations caractéristiques et je pourrais encore en rapporter d'inédites au besoin, où des arthrites tenaces, des douleurs rhumatoïdes, des névralgies (sciatique), un état général mauvais (inappétence, pâleur, amaigrissement, perte des forces), coïncidaient avec une infection bien faible en apparence des glandes génitales, avec ou sans écoulement urétral appréciable, quels que fussent d'ailleurs les microbes contenus dans cet écoulement. *Formes atténuées* du foyer infectieux prostato-génital, par une série d'intermédiaires, elles conduisent aux *formes graves* qui ne sont point l'apanage exclusif du vieillard. Je ne puis insister davantage aujourd'hui ; mais il faut retenir que les malades guérissent parfois avec une surprenante rapidité dès qu'on leur applique le traitement rationnel de l'affection dont ils souffrent.

C'est au deuxième stade anatomo-pathologique de l'évolution progressive des lésions glandulaires de l'hypertrophie sénile de la prostate que surgit, en thèse générale, cette complication. La sortie des sécrétions glandulaires, assurée jusque-là par les moyens appropriés s'effectuait sans encombre, la prostato-mégalie s'atténuait peu à peu, quand sous l'influence nocive d'une des causes énumérées plus haut, et plus spécialement d'un effort suivi de miction incomplète, la prostate augmente de nouveau de consistance, de volume et de sensibilité, l'écoulement diminue ou se supprime, les testicules se tuméfient avec lenteur (orchite prostatique) en même temps que se montrent la constipation, le dégoût des aliments, la fièvre d'ailleurs modérée, l'abattement et bientôt la torpeur. Et cependant aussi, les urines sont moins chargées de pus et, la somnolence trompeuse peut en imposer pour un calme réparateur.

Après quelques heures, quelques jours au plus, apparaissent déjà les accidents dits urémiques, prélude d'une issue fatale désormais proche et presque inévitable. Dans la haute gravité immédiate, dans la marche rapide et dissimulée des accidents résident les différences cliniques du foyer infectieux prostato-génital du vieillard comparé à celui de l'homme encore jeune dont l'économie plus résistante peut encore suffire à une lutte énergique. Dans les deux cas après des périodes de guérison plus apparentes que réelles, périodes courtes pour le premier, longues pour le second survient une rechute plus sérieuse que la primordiale atteinte, chaque poussée intense laissant après elle le malade diminué et moins résistant pour la rechute nouvelle, toujours à redouter tant que persistent ses causes prédisposantes et occasionnelles. A la nécropsie, les lésions constatées atteignent presque tous les organes ; la prostate et les voies génitales sont remplies de sécrétions purulentes. Mais, il est de plus en plus évident que mon maître Reliquet avait raison lorsqu'il disait : « *les prostatiques meurent habituellement de leur prostate seule* et les lésions à distance incriminées en pareil cas ne sont que des complications ultimes, mais non capitales d'un état susceptible d'entraîner la mort par lui-même. »

Chez le vieux prostatique, surtout lorsqu'il est atteint de rétention d'urine et en cours de traitement, le moindre phénomène de ce genre ne saurait passer inaperçu, et n'être point aussitôt rattaché à sa véritable origine. Le diagnostic n'offre en effet aucune difficulté ; car qui prendrait l'excitation vésico-urétrale symptomatique (fausse cystite) pour une cystite vraie malgré l'association des trois symptômes autrefois considérée à tort comme pathognomonique d'une inflammation du réservoir urinaire (De Grandcourt, Thèse de Paris, 1895) ? Qui méconnaîtrait aujourd'hui l'orchite prostatique (Lozé, Thèse de Paris, 1897) ? (Forgeot, Thèse de Paris, 1900) ? Qui confondrait le foyer infectieux avec la néphrite du vieil urinaire ? L'erreur commise serait plus grave encore si elle avait pour conséquence d'engager le médecin à s'abstenir d'une thérapeutique active, car le pronostic est lié le plus souvent à l'exactitude et la précocité du diagnostic. Le traitement logique donne des résultats définitifs dans un grand nombre de cas ; curatif souvent, palliatif partout et toujours, il n'est au moins jamais dangereux, ni jamais inutile.

Ces considérations sur les accidents infectieux généraux qui compliquent la deuxième phase de la prostatite sénile permettent désormais d'étudier rapidement les infections locales dans leur traitement particulier.

Poussées de prostatite aiguë. — Traitement de la prostatite aiguë en général [1].

Orchite [2]. — L'orchite des prostatiques décrite pour la première fois par Reliquet et que j'ai si souvent étudiée soit seul, soit avec mes élèves, a pris désormais sa place dans la nosographie.

T. abortif. — Une purgation administrée dès le début des accidents (calomel, sulfate de magnésie) a paru quelquefois avoir une action

1. Reliquet et Guépin, *Les glandes de l'urètre*, t. I.

2. Reliquet, *Leçons sur les maladies des voies urinaires*, 1885.

Reliquet et Guépin, *Les glandes de l'urètre*, 1894, t. I, p. 225.

A. Guépin, Orchite des prostatiques. *loc. cit.* — Prostatite blennorrhagique subaiguë, *Tribune méd.*, 18 mars 1896, etc.

P. Lozé, *L'orchite des prostatiques*, Th. de Paris, juillet 1897.

A. Guépin. Formes curables de l'hypertrophie sénile de la prostate ; *Acad. de méd.*, 13 avril 1897, etc.

abortive sur laquelle il ne faut point toujours compter[1]. Dans plusieurs cas personnels, l'application de compresses, trempées dans une solution d'extrait d'anémone pulsatile (10 grammes dans eau boriquée 500 grammes), aurait enrayé des menace d'orchites.

T. curatif. — On aura soin d'entourer le malade des précautions qui viennent d'être décrites pour le cathétérisme, l'état des urines, le régime, la constipation, etc. Le repos au lit, dans le décubitus dorsal, les bourses relevées au moyen d'une lame de carton résistant ou d'une planchette concave sur celui des bords qui regarde le périnée, on fera suivant les circonstances, soit, si la douleur est vive, une application de sangsues sur le trajet du cordon ; soit, si elle est obtuse, l'enveloppement dans des compresses humides recouvertes de taffetas gommé et exerçant une compression légère. On surveillera avec soin l'état du scrotum pour remplacer le pansement humide par un pansement sec aux premiers signes d'irritation de la peau. Plus souvent encore, j'utilise l'onguent napolitain, que le collargol n'a pas remplacé dans la pratique, malgré que son aspect soit fort désagréable. Il est étendu largement sur la

1. Reliquet, *Œuvres complètes*, t. III. (Complications inflammatoires de la prostate sénile).

région malade que recouvre une feuille d'ouate ordinaire. Un bon suspensoir maintient en place ce petit pansement surveillé chaque jour.

Il est le plus souvent inutile d'avoir recours aux lavements médicamenteux ; mais, au besoin, la préférence serait donnée au chloral (1 à 2 grammes dans un verre de lait tiède, avec un jaune d'œuf, pour émulsion). A l'intérieur, le bromure de potassium, le camphre, sont parfois indiqués chez les sujets jeunes ; au contraire, il est préférable de s'abstenir chez les vieux.

Au fur et à mesure que l'amélioration progresse, on cesse avec prudence les soins locaux et généraux nécessités par l'orchite, en observant toujours la thérapeutique de ses causes.

T. des complications. — L'épanchement dans la vaginale, étant la cause de vives douleurs, sera retiré par ponction dès que sa présence aura été reconnue. S'il est purulent, il est plus prudent d'ouvrir largement la cavité séreuse, de la laver, la drainer, la traiter en un mot comme un abcès. La périorchite suppurée, qui s'annonce par une induration localisée sur le trajet du cordon ou au voisinage de l'épididyme et par l'adhérence de la peau, ainsi que sa coloration livide à ce niveau, sera incisée sans attendre la fluctuation. La cavité peu profonde, détergée et lavée avec soin, devra, selon nous, être bourrée de gaze antiseptique. Cette complication guérit d'ailleurs en peu de jours. L'abcès testiculaire demande aussi une incision hâtive. La fièvre, la violence des douleurs, la dureté et la tuméfaction locale, font prévoir la présence du pus. La ponction exploratrice lèverait tous les doutes. Après l'incision ou l'ouverture spontanée à l'extérieur, on cherchera à refouler les tubes séminifères et à combattre la fonte de l'organe qui est la conséquence habituelle de cet accident. Sinon, on pratiquera l'ablation du testicule.

Ainsi, et pour conclure, l'orchite des prostatiques ne demande point par elle-même, ni par ses complications, un traitement absolument spécial. Mais son étiologie et sa pathogénie, telles que nous les concevons, nous imposent de combattre la stagnation des sécrétions dans la prostate et les vésicules, au moment même où éclatent les accidents funiculo-orchi-épididymaires, pour en abréger la durée et en obtenir la guérison. Ils nous imposent les mêmes règles, comme mesure prophylactique, chez tous ceux dont les glandes du carrefour génito-urinaire sont dilatées par les sécrétions. Ils nous les imposent encore, après une première atteinte, pour éviter les rechutes et les récidives [1].

1. A. Guépin, Rechutes et récidives de l'orchite des prostatiques; *Tribune médicale*, 28 septembre 1898.

Congestion et hématuries congestives[1]. — De tous temps les auteurs ont fait jouer à la congestion prostatique dans les maladies du carrefour génito-urinaire un rôle de première importance. La connaissance anatomique bien que souvent incomplète des plexus veineux qui entourent la prostate semblait à elle seule plus que suffisante pour justifier la facilité et l'intensité possibles des états congestifs de la glande. Comment expliquer autrement l'apparition de certaines hématuries abondantes, de modifications considérables et momentanées dans le volume de la prostate coïncidant parfois avec la sortie d'hémorrhoïdes, souvent avec la turgescence habituelle des corps caverneux, en un mot avec des phénomènes de stase sanguine dans le petit bassin quelle qu'en fut d'ailleurs, en apparence, la cause voisine ou éloignée ?

Mais si la réalité de l'existence, la fréquence même des troubles congestifs de la prostate n'ont échappé à personne, l'accord ne semble point établi sur la valeur des symptômes qui révèlent la congestion, qui permettent de la reconnaître et de remonter à ses origines.

L'intérêt pratique capital s'attachant à la pos-

1. A. Guépin, Signes de la congestion prostatique ; *Académie de médecine*, 17 janvier 1899. Douleurs vésicales des prostatiques ; *Académie de médecine*, 26 mai 1896.

session parfaite d'une telle question, devait engager mon maître Reliquet et moi à en faire l'objet de nos investigations. Déjà, dans de multiples observations publiées (*Les Glandes de l'urètre*, t. I et II) et dans plusieurs mémoires récents, l'occasion s'est présentée et a été saisie d'indiquer les signes précis qui paraissent devoir être rapportés à la congestion prostatique associée à l'œdème local et d'en décrire l'évolution jour par jour.

Chez les sujets encore jeunes, dont la prostate n'est pas le siège de stagnation abondante des sécrétions dans ses cavités gandulaires dilatées, la *disparition* du sillon médian vertical qui sépare les lobes de l'organe, l'augmentation de consistance de ces lobes, *plus fermes* qu'à l'état normal, *moins souples*, sans être durs toutefois, les *limites diffuses* de l'amas glandulaire qui plus ou moins a perdu sa forme bien connue, sont de fortes présomptions en faveur de la congestion et de l'œdème prostatique encore médiocrement accusés. A un degré plus avancé, la prostate, au toucher rectal, est *globuleuse*, formant dans le rectum qu'elle remplit et où le doigt ne rencontre plus qu'elle, une saillie parfois *énorme*. L'index pour pénétrer doit suivre la courbure du coccyx et du sacrum. La surface prostatique est *lisse*, *chaude ;* sa consistance, *uniforme*, est celle d'une poche fortement distendue par un liquide intérieur : elle est *rénitente* (Reliquet). La pression légère de la pulpe digitale donne lieu à une sensation *douloureuse partout également* pénible. L'exagération de la sensibilité provoquée et spontanée, la perception de battements artériels (pouls prostatique), les grands accès fébriles appartiennent déjà à la suppuration de l'organe. Quand, au contraire, les accidents sont en voie de décroissance, on reconnaît dans l'ordre inverse les signes précédemment attribués à la congestion commençante.

Chez le sujet atteint de prostatite sénile, aux deux premiers stades anatomo-pathologiques, c'est-à-dire chez qui toutes les causes de congestion et d'œdème prostatiques se trouvent réunies, la prostate congestionnée prend un développement énorme, plus marqué peut-être que dans le cas précédent. Lisse, tendue, chaude, d'une consistance et d'une sensibilité égales en tous points, elle s'accompagne de turgescence de la verge et de gonflement hémorrhoïdaire.

Les troubles fonctionnels marchent de pair avec la violence des phénomènes congestifs ; ce sont des mictions *fréquentes*, *douloureuses*, souvent *sanguinolentes* à la fin (fausse cystite). Le vieux prostatique a plutôt de *la rétention* d'urine avec *excitation vésicale*. Il faut alors songer au cathétérisme; et ses sondes habituelles, s'il en passait, ne peuvent plus, pour un temps, pénétrer jusque dans la vessie. La sonde en gomme à béquille de gros calibre, munie d'une grande courbure souple, dont Reliquet faisait usage en pareilles circonstances est l'instrument le plus utile. On remarque en l'introduisant : la *longueur* anormale de la partie de la sonde qu'il faut pousser dans l'urètre, avant l'écoulement de l'urine ; la *courbure* considérable ajoutée à la béquille que doit porter cette sonde pour franchir la prostate ; la *sensibilité* de la région prostatique : son *saignement* facile et abondant. La vessie, *peu distendue*, se *contracte* avec force; parfois, elle est remplie de sang, dont il va falloir assurer la sortie régulière.

En présence d'un tel ensemble symptomatique, il ne restera dans l'esprit aucun doute : ces prostatomégalies, à *début brusque* ou très rapide, à terminaison également rapide, apparaissant et disparaissant tour à tour, coïncidant ou alternant avec d'autres manifestations congestives, s'accompagnant d'hémorrhagies faciles, d'abondance parfois effrayante, ne sauraient être rapportées qu'à la congestion locale. Les signes physiques et fonctionnels énumérés plus haut, la marche, la terminaison, les complications, tout est là pour conduire à une même conclusion, sans parler de l'influence heureuse du traitement approprié.

Quand on assiste à l'augmentation de volume des plus rapides (quelques heures à deux ou trois jours) d'une prostate déjà malade, chez un homme d'âge avancé, quand on rencontre les signes positifs de la congestion, quand surtout il y a hématurie spontanée, le diagnostic n'offre aucune difficulté réelle. Pendant la période d'état, on pourrait croire et on croit souvent à des grosses lésions prostatiques, tandis que si les jeunes font des congestions actives et franchement inflammatoires, prélude ordinaire de suppurations étendues, le vieillard, à l'occasion d'une prostatite légère presque latente, peut avoir de violentes poussées qui disparaissent sans laisser de notables vestiges. Lorsque la crise prend fin avec une promptitude analogue à celle de l'invasion, l'organe revient presque à ses dimensions premières ; le doigt explorateur retrouve les caractères des altérations locales préexistantes, pendant que les troubles fonctionnels s'atténuent parallèlement pour ainsi dire.

Des recherches antérieures et des faits cliniques que je résume ici en une sorte de tableau, on peut, ce me semble, être autorisé à déduire :

Que la congestion de la prostate existe comme syndrome surajouté compliquant des lésions glandulaires ; que la congestion prostatique active et inflammatoire dans la jeunesse, plus tard est presque passive. L'anatomie de la région explique son importance croissante avec l'âge et la facilité de son apparition. La congestion se montre tant de fois dans le cours des prostatites — surtout de la prostatite sénile — qu'il importe de bien en connaître les signes pour lui opposer aussitôt les soins dont catégoriquement elle fournit les indications.

Puisque les complications congestives menacent toujours la prostatique (et l'on sait désormais le sens étendu qui doit être donné à ce qualificatif), surtout quand la durée de sa maladie, son âge, l'état de déchéance de sa circulation générale et locale, le prédisposent aux manifestations les plus intenses et les plus sérieuses, la prophylaxie devient de toute nécessité. J'ai déjà fait connaître tout ce qui a trait aux précautions à prendre pour éviter d'abord, pour combattre ensuite la congestion prostatique, pour lutter enfin contre ses complications ou ses suites. Il en résulte toutefois comme règle générale, que le prostatique doit toujours chercher à éviter tout ce qui peut être la cause de congestion active ou passive du petit bassin : efforts de miction, de défécation, et même violent effort général, décubitus dorsal prolongé. Les écarts génitaux, l'intempérance, l'immobilité dans la station assise, les impressions locales trop vives de chaud ou de froid, sont également défavorables. Au moment des poussées aiguës, ces principes s'imposent avec autorité ; la saignée locale est souvent nécessaire et rapidement efficace. Les médicaments régulateurs de la circulation veineuse (hamamelis, par exemple), dont on surveille attentivement l'emploi, l'opium par la voie rectale (Reliquet) ont aussi leurs indications. Les succès que donne un traitement en rapport avec la cause présumée des accidents, sans parler de toutes les autres bonnes raisons déjà énumérées, ont, depuis bien longtemps, autorisé tous ceux qui s'attachent à l'étude des affections prostatiques, à admettre cette pathogénie congestive et justifient la portée que nous attribuons à nos paroles (*Académie de médecine*, 17 janvier 1899).

Calculs endoprostatiques [1]. — Les calculs endoprostatiques dont la présence peut être reconnue par le toucher rectal lorsque la prostate a déjà évacué une grande partie des sécrétions stagnantes, sont petits, multiples et disséminés dans les lobules. Ils entretiennent la suppuration, l'excitation vésico-urétrale reflexe (fausse cystite) et provoquent très facilement

1. Reliquet et Guépin, *Les Glandes de l'urètre.*

l'apparition des signes de l'infection générale. Aussitôt leur existence reconnue, il faut : cesser le massage et d'une façon générale, tout ce qui peut tendre à faire diminuer le volume de la prostate ; proposer la taille périnéale. Pendant l'opération, on ne s'attardera pas à rechercher les calculs les uns après les autres. Ils sont évacués d'ordinaire dans les jours qui suivent lorsqu'on retire la sonde périnéale laissée à demeure dans la plaie opératoire. Il en résulte que celle-ci ne doit pas être enlevée prématurément, c'est-à-dire tant qu'il y a de la suppuration et que le toucher rectal fait encore percevoir des nodosités au niveau des lobules prostatiques désormais isolés. La fausse atrophie de la prostate (sclérose diffuse) met un terme aux accidents. Son évolution est rapide.

Calculs vésicaux[1]. — *a*) Uriques ; très fréquents avant toute infection vésicale cliniquement appréciable et souvent méconnus. Cependant, il est facile d'en reconnaître la présence puisqu'ils viennent d'ordinaire se loger derrière la prostate. Dans ces conditions, l'opération de choix est la lithotritie, peu laborieuse d'ailleurs. Mais il faut se souvenir pendant l'intervention de la nécessité d'élever fortement le siège du sujet ; après, que

1. A. Guépin, *Académie de médecine*, 2 juillet 1901.

les opérés restent d'ordinaire rétentionnistes (Civiale, Reliquet).

b) Phosphatiques ; également fréquents dans les vessies depuis longtemps infectées et beaucoup plus gênants pour les malades que les calculs uriques plus lourds qui tombent, en arrière de la prostate. Ici, c'est la taille périnéale qu'il convient de faire, sans toucher à la prostate elle-même autrement que pour la diviser ; le drainage sera maintenu au moyen d'une sonde à demeure placée dans l'incision jusqu'au moment où les urines seront redevenues claires. Alors on recherchera seulement l'oblitération de la fistule temporaire par le cathétérisme urétral. Les deux lobes prostatiques ne se souderont plus et les malades pourront parfois quelques semaines après la taille, récupérer des mictions volontaires, incomplètes.

Péricystite suppurée. — Avec le cortège habituel des symptômes bien connus du foyer infectieux prostato-génital, se forme une collection purulente qui occupe le fond de la vessie, dont le doigt ne peut percevoir les limites supérieures ; à sa hauteur la muqueuse rectale chaude, animée de pulsations, est adhérente aux plans profonds. Peu à peu la collection entoure la vessie et vient faire saillie à la région hypogastrique de chaque côté de la ligne médiane où elle s'ouvre parfois d'elle-même. Mais auparavant elle s'est ouverte dans la vessie, aussi souvent que dans le rectum. L'incision périnéale me paraît être encore le traitement de choix, combiné ou non avec le drainage hypogastrique de la cavité prévésicale. Cette complication très peu connue, peut guérir par des procédés purement médicaux comme en témoigne une communication de Reliquet à l'Académie de médecine (1878).

Néphrite. — La néphrite des prostatiques infectés est bilatérale ; elle se produit dans les heures qui précèdent la mort comme symptôme surajouté au foyer infectieux prostato-génital. Elle échappe encore au traitement puisqu'elle coïncide avec des lésions aussi destructives de tous les autres organes.

COMPLICATIONS NON INFLAMMATOIRES

Douleurs et spasmes. — Parmi les interventions palliatives qu'il est permis de tenter lorsque l'on se trouve en présence de complications douloureuses absolument tenaces en particulier, une mention tout à fait spéciale doit être donnée à *la dilatation forcée du sphincter de l'anus*.

Sans rechercher aujourd'hui les raisons anatomiques et physiologiques du fait en lui-même, il est facile de se convaincre que chez l'homme à l'état normal, les contractions des sphincters anal et urétraux sont ordinairement synergiques. On comprend alors comment le spasme habituel du sphincter de l'anus peut entretenir un phénomène de nature identique du côté de l'urètre et de la vessie et inversement comment la contracture des voies urinaires inférieures retentit sur la portion terminale du gros intestin et entraîne le spasme qui vient compliquer de ses conséquences propres la situation pénible des malades.

1° La contracture du sphincter anal provoque donc et entretient un état spasmodique de l'urètre et de la vessie se traduisant par des mictions fréquentes, difficiles, pénibles parfois jusqu'à la douleur. Cette *excitation vésico-urétrale* qui accompagne souvent les affections inflammatoires (cystite) et qui a été confondue avec elles — opinion dont il a été fait justice (voir fausses cystites) — peut aller jusqu'à la rétention d'urine, surtout lorsque le col vésical est déplacé par une augmentation de volume de la prostate, passagère ou définitive. Le cathétérisme alors urgent, est douloureux, accompagné de petites hémorrhagies de nature congestive ; souvent il est difficile à effectuer et même quelquefois temporairement impossible. Il démontrerait au besoin la réalité de l'existence du spasme urétral. Chez tous les sujets atteints de fissure à l'anus de la variété dite intolérante, d'hémorrhoïdes au moment de poussées de congestion locale ou qui ont subi certaines interventions chirurgicales portant sur le voisinage de l'orifice anal et laissant à leur suite une irritation plus ou moins persistante, se montre l'excitation vésico-urétrale avec ou sans rétention d'urine et cette dernière lorsqu'elle se rencontre, revêt alors la forme douloureuse. La connaissance des lois générales des réflexes urinaires (Lois de Reliquet) faisait prévoir cette complication. Mais ce qui peut être observé à des degrés divers dans des circonstances ordinaires prend bien entendu, chez les malades spéciaux que seuls vise ma courte description, un intérêt de première importance.

2° Les affections très douloureuses de l'urètre et de la vessie, qu'il y ait ou non des lésions constituées, affections dont le spasme vésico-urétral fait partie intégrante, sont accompagnées de contracture anale avec toutes ses complications. Comme dans le cas précédent, il semble qu'il y ait entre les deux appareils musculaires un échange réciproque de mauvais procédés.

Maisonneuve avait noté ces rapports et, de propos délibéré, il pratiquait la dilatation forcée de l'anus à ses prostatiques, pour espacer leurs besoins d'uriner et rendre leurs mictions plus faciles.

A cette époque, on entendait par prostatiques, conservant à ce terme son sens le plus général, tous les malades atteints de prostatomégalie et souffrant des troubles urinaires qui en résultent; c'étaient des prostatites chroniques, des hypertrophies séniles, des cancers de la prostate, ayant de commun un symptôme physique essentiel : la prostatomégalie et un syndrome fonctionnel dont parfois la terrifiante acuité et la ténacité désolante justifient les plus sérieuses interventions opératoires : l'excitation vésico-urétrale, le spasme douloureux de l'urètre et de la vessie. A l'exemple de Maisonneuve, les chirurgiens de son époque, surtout lorsqu'ils n'opéraient point, attachaient à la thérapeutique « rectale » pour ainsi dire, chez les urinaires de toute sorte, un intérêt capital, que le temps et l'expérience n'ont en rien diminué.

Nous en trouvons la preuve dans les travaux de son élève, mon maître Reliquet. L'évidence des relations établies entre l'excitation vésico-urétrale et la contracture du sphincter de l'anus permettait d'aller plus loin dans cette voie et, en l'absence d'une modification pathologique, locale et appréciable de l'urètre, de la vessie ou de l'anus, d'opposer au spasme des voies urinaires inférieures paraissant résulter d'une simple névralgie (si pareil diagnostic est encore de mise), la dilatation forcée du sphincter anal.

En résumé la dilatation anale est indiquée comme moyen palliatif ou comme adjuvant utile du traitement spécial des affections douloureuses et spasmodiques de l'urètre et de la vessie, alors qu'une opération ne peut radicalement guérir les lésions (cancer de la prostate et tuberculose vésicale avancée, par exemple). Dans la même séance, on agit, au besoin, sur la vessie, sur l'urètre et sur le rectum.

Elle est encore indiquée quand l'exploration méthodique et sous l'anesthésie du réservoir urinaire n'a point permis de remonter aux causes d'une violente excitation vésico-urétrale ou que, pour une raison ou pour d'autres, le chirurgien n'est pas autorisé à faire davantage

Enfin, lorsque les douleurs et le spasme vésico-urétral sont la conséquence de troubles nerveux mal définis et que leur intensité justifie l'emploi de procédés énergiques, avant de prendre une plus grave détermination, je reste décidé à proposer la dilatation forcée du sphincter anal.

CHAPITRE VII

TROISIÈME PÉRIODE DE LA PROSTATITE SÉNILE

Pour qui se souvient des symptômes et de l'anatomie pathologique de cette troisième phase, le traitement consiste essentiellement dans l'hygiène, le régime sur lesquels je ne reviendrai pas et le cathétérisme aseptique évacuateur.

Il est déjà démontré qu'ici aucune opération, ni aucune méthode thérapeutique ne peut prétendre à des effets curatifs.

En revanche, il est facile de faire 1° *que le malade se sonde relativement avec facilité ;*

2° *Qu'il se sonde antiseptiquement sinon aseptiquement.*

Pour répondre à cette première grande indication il y a :

Nécessité de supprimer tout ce qui vient faire obstacle à l'introduction de la sonde : compression extérieure de l'urètre, rétrécissement, spasme habituel et cela par le traitement de chacune de ces petites complications.

Nécessité de se servir d'une sonde d'une courbure appropriée à celle du canal. La sonde a béquille qu'emploie le prostatique à la seconde période s'il est obligé de vider artificiellement sa vessie, ici ne suffit plus d'ordinaire. A la troisième période il lui faut un instrument plus rigide, plus et autrement courbé qui, sinon toujours, mais au moins souvent, peut seul franchir le col vésical. On obtient ce résultat avec les sondes bicoudées, par l'introduction d'un mandrin (souple de préférence) dans la sonde coudée ordinaire et mieux avec la *sonde* à *béquille* et à *grande courbure souple* de Reliquet que j'ai fait construire à nouveau il y a quelques années sur les indications suivantes. L'instrument, en tissu de soie imprégnée de gomme, d'une rigidité franchement accusée au niveau de la béquille courte, devient insensiblement plus souple vers le pavillon. Il porte une grande courbure, comme la sonde de Gély, dont le rayon doit pouvoir être agrandi ou diminué sous l'effort de la main; mais l'élasticité de la sonde suffira à elle seule à le ramener et à le maintenir au repos dans sa longueur calculée. Ces sondes se font à partir du n° 16 de la filière française. Inutile de rappeler les chiffres précisant les dimensions de la béquille, du rayon de courbure et de la sonde elle-même. Les yeux sont latéraux alternes et disposés assez loin l'un de l'autre pour ne pas affaiblir l'instrument à leur niveau.

A chaque cathétérisme, celui-ci étant fait de deux à quatre fois dans les vingt-quatre heures (car, on le sait, il n'y a plus de vrais besoins d'uriner, sauf quand il survient de l'excitation vésicale ou de la cystite) le malade prend les précautions d'antisepsie obligatoires désormais connues de tous : lavage des mains, lavage de la région, asepsie de l'instrument.

Pour lubrifier la sonde, on a proposé bien des formules de pommade. Dans ces pommades, il faut se méfier du savon et de la glycérine qui sont irritants ; de l'acide borique inutile parce qu'insoluble et irritant par action mécanique. L'huile d'amandes, l'huile de vaseline, l'huile de ricin s'étendent mal sur l'instrument. J'emploie soit le cérat phéniqué de Reliquet.

R. Cérat (préparé avec de l'eau distillée simple)	100 parties
Acide phénique synthétique. . . .	1 —

Mélangez.

Qui offre l'inconvénient de rancir à la longue et demande à être préparé très aseptiquement ce qui est difficile ;

Soit la crème de vaseline obtenue comme il suit : 50 grammes de vaseline neutre, rigoureusement blanchie, stérilisée, sont placés dans un récipient d'une contenance du double et brassés avec un agitateur jusqu'au moment où ils prennent l'aspect d'une crème d'un blanc mat, non fusible à la chaleur de la main. Cette crème, véritable émulsion où l'eau serait remplacée par de l'air, est excessivement onctueuse, adhère très bien au tissu ou au métal des sondes, ne durcit pas au froid et ne fond point au-dessous de 37°. Elle me paraît remplir toutes les conditions requises dans la majorité des cas.

La seconde grande indication, à laquelle répondent déjà partiellement les soins préparatoires du cathétérisme évacuateur, est visée surtout par les lavages vésicaux. En thèse générale, un lavage quotidien suffit, composé d'un demi-litre d'eau bouillie tiède dont on laisse quelques centimètres cubes dans la vessie en retirant la sonde.

S'il y a du pus en abondance, entre deux lavages d'eau bouillie, j'injecte 150 centimètres cubes de la solution :

Acide phénique neige	1 gr.
Glycérine.	20 —
Eau bouillie et filtrée	Q. s. p. 1 litre.

A garder une minute; ou encore la même quantité d'une solution de nitrate d'argent à 1 p. 1500, à 1 p. 1000.

A l'intérieur, le prostatique prend, si ses urines sont alcalines, de l'acide benzoïque ; si elles sont acides, malgré leur purulence; de l'urotropine. Mais il ne s'agit que d'un traitement de quelques jours ou de quelques semaines.

A la troisième phase, les complications sont rares, sauf celles qui peuvent tenir aux difficultés du cathétérisme ; nous ne les croyons pas insurmontables. Cependant c'est ici que pourraient, à *titre très exceptionnel*, être proposées les opérations palliatives telles que la cystostomie sus-pubienne, la cystostomie périnéale, sans parler des petites opérations d'urgence : ponction aspiratrice de la vessie par exemple. Je les signale seulement pour mémoire et renvoie le lecteur aux chapitres précédents.

CONCLUSIONS GÉNÉRALES

Dans l'état actuel de nos connaissances, la prostatite sénile peut être prévenue par un ensemble de soins prophylactiques, alors qu'elle est encore à sa phase préparatoire ou au premier stade de son évolution.

Au deuxième stade commençant, la guérison complète sera souvent obtenue par les mêmes moyens associés, tout aussi bien que par une intervention chirurgicale (dans l'espèce, la prostatectomie périnéale partielle avec drainage de la vessie) et sans exposer le malade aux mêmes dangers, ni aux mêmes inconvénients définitifs.

Au troisième stade, il n'est plus que des moyens palliatifs. Ceux-ci, sont en tous temps et en tous lieux, multiples, variés et vraiment efficaces. C'est parce qu'on les a trop négligés et souvent trop oubliés, que l'on parle tant aujourd'hui de chirurgie curative et que se prépare pour demain contre des interventions palliatives parfois utiles, un discrédit injustifié.

TABLE DES MATIÈRES

CHAPITRE IV

CHAPITRE V

CHAPITRE VI

CHAPITRE VII

ÉVREUX, IMPRIMERIE DE CHARLES HÉRISSEY

Janvier 1905

FÉLIX ALCAN, ÉDITEUR

ANCIENNE LIBRAIRIE GERMER BAILLIÈRE ET Cie

108, Boulevard Saint-Germain, 108, Paris, 6e.

EXTRAIT DU CATALOGUE

SCIENCES — MÉDECINE — HISTOIRE — PHILOSOPHIE

BIBLIOTHÈQUE SCIENTIFIQUE INTERNATIONALE

Volumes in-8, cartonnés à l'anglaise. — Prix : 6, 9 et 12 fr.

103 VOLUMES PUBLIÉS :

1. J. TYNDALL. **Les glaciers et les transformations de l'eau**, 7e éd., illustré.
2. W. BAGEHOT. **Lois scientifiques du développement des nations**, 6e édition.
3. J. MAREY. **La machine animale**, locomotion terrestre et aérienne, 6e édition, illustré.
4. A. BAIN. **L'esprit et le corps considérés au point de vue de leurs relations**, 6e édition.
5. PETTIGREW. **La locomotion chez les animaux**, 2e éd., ill.
6. HERBERT SPENCER. **Introd. à la science sociale**, 13e édit.
7. OSCAR SCHMIDT. **Descendance et darwinisme**, 6e édition.
8. H. MAUDSLEY. **Le crime et la folie**, 7e édition.
9. VAN BENEDEN. **Les commensaux et les parasites dans le règne animal**, 4e édition, illustré.
10. BALFOUR STEWART. **La conservation de l'énergie**, 6e éd., illustré.
11. DRAPER. **Les conflits de la science et de la religion**, 11e éd.
12. LÉON DUMONT. **Théorie scientifique de la sensibilité**, 4e éd.
13. SCHUTZENBERGER. **Les fermentations**, 6e édition, illustré.
14. WHITNEY. **La vie du langage**, 4e édition.
15. COOKE et BERKELEY. **Les champignons**, 4e éd., illustré.
16. BERNSTEIN. **Les sens**, 5e édition, illustré.
17. BERTHELOT. **La synthèse chimique**, 9e édition.
18. NIEWENGLOWSKI. **La photographie et la photochimie**. illustré.
19. LUYS. **Le cerveau, ses fonctions**, 7e édition.
20. W. STANLEY JEVONS. **La monnaie et le mécanisme de l'échange**, 5e édition.
21. FUCHS. **Les volcans et les tremblements de terre**, 6e éd.
22. GÉNÉRAL BRIALMONT. **La défense des États et les camps retranchés**, 3e édition, avec fig. (*épuisé*).
23. A. DE QUATREFAGES. **L'espèce humaine**, 13e édition.

*

24. BLASERNA et HELMHOLTZ. **Le son et la musique**, 5e éd.
25. ROSENTHAL. **Les muscles et les nerfs**, 3e édition (*épuisé*).
26. BRUCKE et HELMHOLTZ. **Principes scientifiques des beaux-arts**, 4e édition, illustré.
27. WURTZ. **La théorie atomique**, 8e édition.
28-29. SECCHI (Le Père). **Les étoiles**, 3e édit., 2 vol. illustrés.
30. N. JOLY. **L'homme avant les métaux**, 4e édit. (*épuisé*).
31. A. BAIN. **La science de l'éducation**, 10e édition.
32-33. THURSTON. **Histoire de la machine à vapeur**, 3e éd., 2 vol.
34. R. HARTMANN. **Les peuples de l'Afrique**, 2e édit. (*épuisé*).
35. HERBERT SPENCER. **Les bases de la morale évolutionniste**, 7e édition.
36. TH.-H. HUXLEY. **L'écrevisse**, introduction à l'étude de la zoologie, 2e édition, illustré.
37. DE ROBERTY. **La sociologie**, 3e édition.
38. O.-N. ROOD. **Théorie scientifique des couleurs et leurs applications à l'art et à l'industrie**, 2e édition, illustré.
39. DE SAPORTA et MARION. **L'évolution du règne végétal.** *Les cryptogames*, illustré.
40-41. CHARLTON-BASTIAN. **Le cerveau et la pensée**, 2e éd., 2 vol. illustrés.
42. JAMES SULLY. **Les illusions des sens et de l'esprit**, 3e éd., ill.
43. YOUNG. **Le Soleil**, illustré (*épuisé*).
44. A. DE CANDOLLE. **Origine des plantes cultivées**, 4e édit.
45-46. J. LUBBOCK. **Les Fourmis, les Abeilles et les Guêpes**, 2 vol. illustrés (*épuisé*).
47. ED. PERRIER. **La philos. zoologique avant Darwin**, 3e éd.
48. STALLO. **La matière et la physique moderne**, 3e édition.
49. MANTEGAZZA. **La physionomie et l'expression des sentiments**, 3e édit., illustré, avec 8 pl. hors texte.
50. DE MEYER. **Les organes de la parole**, illustré.
51. DE LANESSAN. **Introduction à la botanique.** *Le sapin*, 2e édit., illustré.
52-53. DE SAPORTA et MARION. **L'évolution du règne végétal.** *Les phanérogames*, 2 volumes illustrés.
54. TROUESSART. **Les microbes, les ferments et les moisissures**, 2e éd., illustré.
55. HARTMANN. **Les singes anthropoïdes** (*épuisé*).
56. SCHMIDT. **Les mammifères dans leurs rapports avec leurs ancêtres géologiques**, illustré.
57. BINET et FÉRÉ. **Le magnétisme animal**, 4e éd., illustré.
58-59. ROMANES. **L'intelligence des animaux**, 3e éd., 2 vol.
60. F. LAGRANGE. **Physiologie des exercices du corps**, 8e éd.
61. DREYFUS. **L'évolution des mondes et des sociétés**, 3e édit.
62. DAUBRÉE. **Les régions invisibles du globe et des espaces célestes**, 2e édition, illustré.
63-64. J. LUBBOCK. **L'homme préhistorique**, 4e édition, 2 volumes illustrés.
65. RICHET (Ch.). **La chaleur animale**, illustré.

66. FALSAN. **La période glaciaire,** illustré (*épuisé*).
67. BEAUNIS. **Les sensations internes.**
68. CARTAILHAC. **La France préhistorique,** 2e éd., illustré.
69. BERTHELOT. **La révolution chimique, Lavoisier,** ill.
70. J. LUBBOCK. **Les sens et l'instinct chez les animaux,** ill.
71. STARCKE. **La famille primitive.**
72. ARLOING. **Les virus,** illustré.
73. TOPINARD. **L'homme dans la nature,** illustré.
74. BINET. **Les altérations de la personnalité.**
75. A. DE QUATREFAGES. **Darwin et ses précurseurs français,** 2e éd.
76. LEFÈVRE. **Les races et les langues.**
77-78. A. DE QUATREFAGES. **Les émules de Darwin,** 2 vol.
79. BRUNACHE. **Le centre de l'Afrique; Autour du Tchad,** illustré.
80. A. ANGOT. **Les aurores polaires,** illustré.
81. JACCARD. **Le pétrole, l'asphalte et le bitume,** illustré.
82. STANISLAS MEUNIER. **La géologie comparée,** illustré.
83. LE DANTEC. **Théorie nouvelle de la vie,** 3e éd., illustré.
84. DE LANESSAN. **Principes de colonisation.**
85. DEMOOR, MASSART et VANDERVELDE. **L'évolution régressive en biologie et en sociologie,** illustré.
86. G. DE MORTILLET. **Formation de la nation française,** 2e édition, illustré.
87. G. ROCHÉ. **La culture des mers en Europe** (*Piscifacture, pisciculture, ostréiculture*), illustré.
88. J. COSTANTIN. **Les végétaux et les milieux cosmiques** (*Adaptation, évolution*), illustré.
89. LE DANTEC. **Evolution individuelle et hérédité.**
90. E. GUIGNET et E. GARNIER. **La céramique ancienne et moderne,** illustré.
91. E.-M. GELLÉ. **L'audition et ses organes,** illustré.
92. STANISLAS MEUNIER. **La géologie expérimentale,** 2e éd. illustré.
93. J. COSTANTIN. **La nature tropicale,** illustré.
94. E. GROSSE. **Les débuts de l'art,** illustré.
95. J. GRASSET. **Les maladies de l'orientation et de l'équilibre,** illustré.
96. G. DEMENY. **Les bases scientifiques de l'éducation physique,** 2e éd., illustré.
97. F. MALMÉJAC. **L'eau dans l'alimentation,** illustré.
98. STANISLAS MEUNIER. **La géologie générale,** illustré.
99. G. DEMENY. **Mécanisme et éducation des mouvements,** illustré. 9 fr.
100. L. BOURDEAU. **Histoire du vêtement et de la parure.**
101. A. MOSSO. **Les exercices physiques et le développement intellectuel.**
102. LE DANTEC. **Les lois naturelles,** illustré.
103. NORMAN LOCKYER. **L'évolution inorganique,** illustré.

COLLECTION MÉDICALE

ÉLÉGANTS VOLUMES IN-12, CARTONNÉS A L'ANGLAISE, A 4 ET A 3 FRANCS

Hygiène de l'alimentation dans l'état de santé et de maladie, par le Dr J. LAUMONIER, avec gravures. 3e éd. 4 fr.

Les nouveaux traitements, par *le même.* 2e édit. 4 fr.

L'alimentation des nouveau-nés. *Hygiène de l'allaitement artificiel,* par le Dr S. ICARD, avec 60 gravures. 2e édit. (*Couronné par l'Académie de médecine.*) 4 fr.

La mort réelle et la mort apparente, diagnostic et traitement de la mort apparente, par *le même,* avec gravures. 4 fr.

L'hygiène sexuelle et ses conséquences morales, par le Dr S. RIBBING, prof. à l'Univ. de Lund (Suède). 2e édit. 4 fr.

Hygiène de l'exercice chez les enfants et les jeunes gens, par le Dr F. LAGRANGE, lauréat de l'Institut. 8e édit. 4 fr.

De l'exercice chez les adultes, par *le même.* 4e édition. 4 fr.

Hygiène des gens nerveux, par le Dr LEVILLAIN, avec gravures. 4e édition. 4 fr.

L'idiotie. *Psychologie et éducation de l'idiot,* par le Dr J. VOISIN, médecin de la Salpêtrière, avec gravures. 4 fr.

La famille névropathique, *Hérédité, prédisposition morbide, dégénérescence,* par le Dr CH. FÉRÉ, médecin de Bicêtre, avec gravures. 2e édition. 4 fr.

Le traitement des aliénés dans les familles, par *le même.* 2e édition. 3 fr.

L'éducation rationnelle de la volonté, son emploi thérapeutique, par le Dr PAUL-EMILE LÉVY. Préface de M. le prof. BERNHEIM. 5e édition. 4 fr.

L'hystérie et son traitement, par le Dr PAUL SOLLIER. 4 fr.

Manuel de psychiatrie, par le Dr J. ROGUES DE FURSAC, ancien chef de clinique à la Faculté de Paris. 2e éd. 4 fr.

L'instinct sexuel. *Évolution, dissolution,* par *le même.* 2e édition. 4 fr.

L'éducation physique de la jeunesse, par A. MOSSO, profess. à l'Univers. de Turin. Préface du Commandant LEGROS. 4 fr.

Manuel de percussion et d'auscultation, par le Dr P. SIMON, professeur à la Faculté de médecine de Nancy, avec grav. 4 fr.

Éléments d'anatomie et de physiologie génitales et obstétricales, par le Dr A. POZZI, professeur à l'École de médecine de Reims, avec 219 gravures. 4 fr.

Manuel théorique et pratique d'accouchements, par *le même,* avec 138 gravures. 4e édition. 4 fr.

Morphinisme et Morphinomanie, par le Dr Paul Rodet. (*Couronné par l'Académie de médecine.*) 4 fr.

La fatigue et l'entraînement physique, par le Dr Ph. Tissié, avec gravures. Préface de M. le prof. Bouchard. 2e édition. 4 fr.

Les maladies de la vessie et de l'urèthre chez la femme, par le Dr Kolischer ; trad. de l'allemand par le Dr Beuttner, de Genève; avec gravures. 4 fr.

La profession médicale. *Ses devoirs, ses droits,* par le Dr G. Morache, professeur de médecine légale à l'Université de Bordeaux. 4 fr.

Le mariage. *Étude de socio-biologie et de médecine légale,* par *le même.* 4 fr.

Grossesse et accouchement. *Étude de socio-biologie et de médecine légale,* par *le même.* 4 fr.

Naissance et mort. *Étude de socio-biologie et de médecine légale,* par *le même.* 4 fr.

Manuel d'électrothérapie et d'électrodiagnostic, par le Dr E. Albert-Weil, avec 80 gravures. 2e éd. 4 fr.

Traité de l'intubation du larynx *chez l'enfant et chez l'adulte,* par le Dr A. Bonain, avec 42 gravures. 4 fr.

Pratique de la chirurgie courante, par le Dr M. Cornet. Préface du Pr Ollier, avec 111 gravures. 4 fr.

Dans la même collection :

COURS DE MÉDECINE OPÉRATOIRE

de M. le Professeur **Félix Terrier.**

Petit manuel d'antisepsie et d'asepsie chirurgicales, par les Drs Félix Terrier, professeur à la Faculté de médecine de Paris, et M. Péraire, ancien interne des hôpitaux, avec grav. 3 fr.

Petit manuel d'anesthésie chirurgicale, par *les mêmes,* avec 37 gravures. 3 fr.

L'opération du trépan, par *les mêmes,* avec 222 grav. 4 fr.

Chirurgie de la face, par les Drs Félix Terrier, Guillemain et Malherbe, avec gravures. 4 fr.

Chirurgie du cou, par *les mêmes,* avec gravures. 4 fr.

Chirurgie du cœur et du péricarde, par les Drs Félix Terrier et E. Reymond, avec 79 gravures. 3 fr.

Chirurgie de la plèvre et du poumon, par *les mêmes,* avec 67 gravures. 4 fr.

MÉDECINE

Extrait du catalogue, par ordre de spécialités.

A. — Pathologie et thérapeutique médicales.

AXENFELD ET HUCHARD. **Traité des névroses.** 2e édition, par Henri Huchard. 1 fort vol. gr. in-8. 20 fr.

BOUCHUT ET DESPRÈS. **Dictionnaire de médecine et de thérapeutique médicale et chirurgicale,** comprenant le résumé de la médecine et de la chirurgie, les indications thérapeutiques de chaque maladie, la médecine opératoire, les accouchements, l'oculitisque, l'odontotechnie, les maladies d'oreilles, l'électrisation, la matière médicale, les eaux minérales, et un formulaire spécial pour chaque maladie. 6e édition, très augmentée. 1 vol. in-4, avec 1001 fig. dans le texte et 3 cartes. Broché, 25 fr. ; relié 30 fr.

BOURCART et CAUTRU. **Le ventre.** I. *Le rein.* 1 vol. gr. in-8 avec grav. et planches. 10 fr.

CAMUS ET PAGNIEZ. **Isolement et psychothérapie.** *Traitement de la neurasthénie.* Préface du Pr Déjerine. 1 vol. gr. in-8. 9 fr.

Couronné par l'Académie des Sciences (Prix Lallemand.)

CORNIL ET BABÈS. **Les bactéries et leur rôle dans l'anatomie et l'histologie pathologiques des maladies infectieuses.** 3e éd. entièrement refondue. 2 vol. in-8, avec 350 fig. dans le texte en noir et en couleurs et 12 planches hors texte. 40 fr.

DAVID. **Les microbes de la bouche.** 1 vol. in-8, avec gravures en noir et en couleurs dans le texte. 10 fr.

DÉJERINE-KLUMPKE (Mme). **Des polynévrites et des paralysies et atrophies saturnines.** 1 vol. in-8. 6 fr.

DELBET (Pierre). **Du traitement des anévrysmes.** 1 vol. in-8. 5 fr.

DUCKWORTH (Sir Dyce). **La goutte,** son traitement. Trad. de l'anglais par le Dr Rodet. 1 vol. gr. in-8, avec gravures dans le texte. 10 fr.

DURAND-FARDEL. **Traité des eaux minérales** de la France et de l'étranger, leur emploi dans les maladies chroniques. 3e éd. 1 v. in-8. 10 fr.

FÉRÉ (Ch.). **Les épilepsies et les épileptiques.** 1 vol. gr. in-8, avec 12 planches hors texte et 67 grav. dans le texte. 20 fr.

— **La pathologie des émotions.** 1 vol. in-8. 12 fr.

FINGER (E.). **La syphilis et les maladies vénériennes.** Trad. de l'allemand avec notes par les docteurs Spillmann et Doyon. 2e édit. 1 vol. in-8, avec 5 planches hors texte. 12 fr.

FLEURY (Maurice de). **Introduction à la médecine de l'esprit.** 6e édit. 1 vol. in-8. 7 fr. 50

(*Ouvrage couronné par l'Académie française et par l'Académie de médecine.*)

— **Les grands symptômes neurasthéniques.** 2e édition, revue. 1 vol. in-8. 7 fr. 50

— **Manuel pour l'étude des maladies du système nerveux.** 1 vol. gr. in-8, avec 132 grav. en noir et en couleurs, cart. à l'angl. 25 fr.

Ces deux derniers ouvrages ont été couronnés par l'Académie des Sciences (Prix Lallemand.)

GAYME (L.). **Essai sur la maladie de Basedow.** 1 vol. grand in-8. 6 fr.

GLÉNARD. **Les ptoses viscérales** (Estomac, Intestin, Rein, Foie, Rate). 1 vol. gr. in-8, avec 224 fig. et 30 tableaux synoptiques. 20 fr.

GRASSET. **Les maladies de l'orientation et de l'équilibre.** 1 vol. in-8, cart à l'angl. 6 fr.

HERARD, CORNIL ET HANOT. **De la phtisie pulmonaire.** 2ᵉ éd. 1 vol. in-8, avec fig. dans le texte et pl. coloriées. 20 fr.

ICARD (S.). **La femme pendant la période menstruelle.** Étude de psychologie morbide et de médecine légale. In-8. 6 fr.

JANET (P.) ET RAYMOND (F.). **Névroses et idées fixes.**

Tome I. — *Études expérimentales sur les troubles de la volonté, de l'attention, de la mémoire; sur les émotions, les idées obsédantes et leur traitement*, par P. Janet. 2ᵉ éd. 1 vol. gr. in-8, avec 68 gr. 12 fr.

Tome II. — *Fragments des leçons cliniques du mardi sur les névroses, les maladies produites par les émotions, les idées obsédantes et leur traitement*, par F. Raymond et P. Janet. 1 vol. grand in-8, avec 97 gravures. 14 fr.

(*Ouvrage couronné par l'Académie des Sciences et par l'Académie de médecine.*)

JANET (P.) ET RAYMOND (F.) **Les obsessions et la psychasthénie.**

Tome I. — *Études cliniques et expérimentales sur les idées obsédantes, les impulsions, les manies mentales, la folie du doute, les tics, les agitations, les phobies, les délires du contact, les angoisses, les sentiments d'incomplétude, la neurasthénie, les modifications des sentiments du réel, leur pathogénie et leur traitement*, par P. Janet. 1 vol. in-8 raisin, avec gravures dans le texte. 18 fr.

Tome II. — *Fragments des leçons cliniques du mardi sur les états neurasthéniques, les aboulies, les sentiments d'incomplétude, les agitations et les angoisses diffuses, les algies, les phobies, les délires du contact, les tics, les manies mentales, les folies du doute, les idées obsédantes, les impulsions, leur pathogénie et leur traitement*, par F. Raymond et P. Janet. 1 vol. in-8 raisin, avec 22 grav. dans le texte. 14 fr.

LAGRANGE (F.). **Les mouvements méthodiques et la « mécanothérapie ».** 1 vol. in-8, avec 55 gravures dans le texte. 10 fr.

— **Le traitement des affections du cœur par l'exercice et le mouvement.** 1 vol. in-8, avec nombreux graphiques et une carte hors texte. 6 fr.

— **La médication par l'exercice.** 1 vol. gr. in-8 avec 68 grav. et une planche en couleurs hors texte, 2ᵉ éd. 12 fr.

MARVAUD (A.). **Les maladies du soldat,** étude étiologique, épidémiologique et prophylactique. 1 vol. grand in-8. 20 fr.

(*Ouvrage couronné par l'Académie des sciences.*)

MOSSÉ. **Le diabète et l'alimentation aux pommes de terre.** 1 vol. in-8. 5 fr.

MURCHISON. **De la fièvre typhoïde.** In-8, avec figures dans le texte et planches hors texte. 3 fr.

ONIMUS ET LEGROS. **Traité d'électricité médicale.** 2ᵉ édition. 1 fort vol. in-8, avec 275 figures dans le texte. 17 fr.

RILLIET ET BARTHEZ. **Traité clinique et pratique des maladies des enfants.** 3ᵉ édition, refondue et augmentée, par Barthez et A. Sanné.

Tome I, 1 fort vol. gr. in-8. 16 fr.

Tome II, 1 fort vol. gr. in-8. 14 fr.

Tome III terminant l'ouvrage, 1 fort vol. gr. in-8. 25 fr.

SOLLIER (Paul). **Genèse et nature de l'hystérie.** 2 forts vol. in-8. 20 fr.

SPRINGER. **La croissance.** Son rôle en pathologie. Essai de pathologie générale. 1 vol. in-8. 6 fr.

VOISIN (J.). **L'épilepsie.** 1 vol. in-8. 6 fr.

WIDE (A.). **Traité de gymnastique médicale suédoise.** Trad., annoté et augm. par le Dr BOURCART. 1 vol. in-8, avec 128 grav. 12 fr. 50

B. — Pathologie et thérapeutique chirurgicales.

ANGER (Benjamin). **Traité iconographique des fractures et luxations.** 2e tirage. 1 fort volume in-4, avec 100 planches coloriées, et 127 gravures dans le texte. Relié 150 fr.

Congrès français de chirurgie. Mémoires et discussions, publiés par MM. POZZI et PICQUÉ, secrétaires généraux :

1re, 2e et 3e sessions : 1885, 1886, 1888, 3 forts vol. gr. in-8, avec fig., chacun, 14 fr. — 4e session : 1889, 1 fort vol. gr. in-8, avec fig., 16 fr. — 5e session : 1891, 1 fort vol. gr. in-8, avec fig., 14 fr. — 6e session : 1892, 1 fort vol. gr. in-8, avec fig., 16 fr. — 7e session : 1893, 1 fort vol. gr. in-8, 18 fr. — 8e, 9e, 10e, 11e, 12e, 13e, 14e, 15e et 16e sessions : 1894-95-96-97-98-99-1901-02-03, chaque volume 20 fr.

DE BOVIS. **Le cancer du gros intestin,** *rectum excepté.* 1 volume in-8. 5 fr.

DELORME. **Traité de chirurgie de guerre.** 2 vol. gr. in-8.

TOME I, avec 95 grav. dans le texte et une pl. hors texte. 16 fr.

TOME II, terminant l'ouvrage, avec 400 grav. dans le texte. 26 fr.

(*Ouvrage couronné par l'Académie des Sciences.*)

ESTOR. **Guide pratique de chirurgie infantile.** 1 vol. in-8, avec 165 gravures. 8 fr.

FRAISSE. **Principes du diagnostic gynécologique.** 1 vol. in-12, avec gravures. 5 fr.

JAMAIN ET TERRIER. **Manuel de pathologie et de clinique chirurgicales.** 3e édition. TOME I, 1 fort vol. in-18, 8 fr. — TOME II, 1 vol. in-18, 8 fr. — TOME III, avec la collaboration de MM. BROCA et HARTMANN, 1 vol. in-18, 8 fr. — TOME IV, avec la collaboration de MM. BROCA et HARTMANN, 1 vol. in-18. 8 fr.

KOSCHER. **Les fractures de l'humérus et du fémur.** 1 vol. gr. in-8, avec 105 fig. et 56 planches hors texte. 15 fr.

LABADIE-LAGRAVE ET LEGUEU. **Traité médico-chirurgical de gynécologie.** 3e édition entièrement remaniée. 1 vol. grand in-8, avec nombreuses fig., cart. à l'angl. 25 fr.

LE FORT (Léon). **Œuvres complètes,** publiées par le Dr LEJARS (1895-1896).

TOME I. — *Hygiène hospitalière, démographie, hygiène publique.* 1 vol. in-8. 20 fr.

TOME II. — *Chirurgie militaire, enseignement.* 1 vol. in-8. 20 fr.

TOME III. — *Chirurgie.* 1 vol. in-8. 20 fr.

F. LEGUEU. **Leçons de clinique chirurgicale** (Hôtel-Dieu, 1901). 1 volume grand in-8, avec 71 gravures dans le texte. 12 fr.

LIEBREICH. **Atlas d'ophtalmoscopie,** représentant l'état normal et les modifications pathologiques du fond de l'œil vues à l'ophtalmoscope. 3e édition. Atlas in-fo de 12 planches. 40 fr.

MALGAIGNE ET LE FORT. **Manuel de médecine opératoire.** 9e édit. 2 vol. grand in-18, avec nombreuses fig. dans le texte. 16 fr.

NÉLATON. **Éléments de pathologie chirurgicale**, par A. NÉLATON, membre de l'Institut, professeur de clinique à la Faculté de médecine, etc. Ouvrage complet en six volumes.

Seconde édition, complètement remaniée, revue par les Drs JAMAIN, PÉAN, DESPRÉS, GILLETTE et HORTELOUP, chirurgiens des hôpitaux. 6 forts vol. gr. in-8, avec 795 figures dans le texte. 32 fr.

NIMIER (H.). **Blessures du crâne et de l'encéphale par coup de feu.** 1 vol. in-8, avec 150 fig. 15 fr.

NIMIER (H.) ET DESPAGNET. **Traité élémentaire d'ophtalmologie.** 1 fort vol. gr. in-8, avec 432 gravures. Cart. à l'angl. 20 fr.

NIMIER (H.) ET LAVAL. **Les projectiles de guerre** et leur action vulnérante. 1 vol. in-12, avec grav. 3 fr.

— **Les explosifs, les poudres, les projectiles d'exercice,** leur action et leurs effets vulnérants. 1 vol. in-12, avec grav. 3 fr.

— **Les armes blanches,** leur action et leurs effets vulnérants. 1 vol. in-12, avec grav. 6 fr.

— **De l'infection en chirurgie d'armée,** évolution des blessures de guerre. 1 vol. in-12, avec grav. 6 fr.

— **Traitement des blessures de guerre.** 1 fort vol. in-12, avec gravures. 6 fr.

RICHARD. **Pratique journalière de la chirurgie.** 2e éd. 1 vol. gr. in-8, avec 215 fig. dans le texte. 5 fr.

SOELBERG-WELLS. **Traité pratique des maladies des yeux.** 1 fort volume gr. in-8, avec fig. 4 fr. 50

TERRIER. **Éléments de pathologie chirurgicale générale.**

1er fascicule : *Lésions traumatiques et leurs complications.* 1 vol. in-8. 7 fr.

2e fascicule : *Complications des lésions traumatiques. Lésions inflammatoires.* 1 vol. in-8. 6 fr.

F. TERRIER ET M. AUVRAY. **Chirurgie du foie et des voies biliaires.** 1 vol. grand in-8, avec 50 fig. 10 fr.

F. TERRIER ET M. PÉRAIRE. **Manuel de petite chirurgie.** 8e édition, entièrement refondue. 1 fort vol. in-12, avec 572 fig., cartonné à l'anglaise. 8 fr.

C. — Thérapeutique. Pharmacie. Hygiène.

BOSSU. **Petit Compendium médical.** 6e édit. 1 vol. in-32, cartonné à l'anglaise. 1 fr. 25

BOUCHARDAT. **Nouveau formulaire magistral.** 1900. 1 vol. in-18, cartonné. 4 fr.

BOUCHARDAT ET DESOUBRY. **Formulaire vétérinaire,** contenant le mode d'action, l'emploi et les doses des médicaments. 6e édit. 1 vol. in-18, broché, 3 fr. 50; cartonné, 4 fr.; relié 4 fr. 50

BOUCHARDAT. **De la glycosurie ou diabète sucré,** son traitement hygiénique. 2e édition. 1 vol. grand in-8, suivi de notes et documents sur la nature et le traitement de la goutte, la gravelle urique, sur l'oligurie, le diabète insipide avec excès d'urée, l'hippurie, la pimélorrhée, etc. 15 fr.

BOUCHARDAT. **Traité d'hygiène publique et privée,** basée sur l'étiologie. 3e édition. 1 fort volume gr. in-8. 18 fr.

LAGRANGE (F.). **La médication par l'exercice.** 1 vol. grand in-8, avec 68 grav. et une carte en couleurs. 2 éd. 12 fr.

— **Les mouvements méthodiques et la « mécanothérapie »** 1 vol. in-8, avec 55 gravures. 10 fr.

MOSSÉ. **Le diabète et l'alimentation aux pommes de terre.** 1 volume in-8, avec graphiques. 5 fr.

WEBER. **Climatothérapie.** Traduit de l'allemand par les docteurs DOYON et SPILMANN. 1 vol. in-8. 6 fr.

D. — Anatomie. Physiologie. Histologie.

ALEZAIS. **Étude anatomique sur le cobaye.** 1 vol. in-4°, avec 58 gravures. 8 fr.

BELZUNG. **Anatomie et physiologie végétales.** 1 fort volume in-8, avec 1700 gravures. 20 fr.

— **Anatomie et physiologie animales.** 9e édition revue. 1 fort volume in-8, avec 522 gravures dans le texte, broché, 6 fr.; cart. 7 fr.

BÉRAUD (B.-J.). **Atlas complet d'anatomie chirurgicale topographique**, pouvant servir de complément à tous les ouvrages d'anatomie chirurgicale, composé de 109 planches représentant plus de 200 figures gravées sur acier, avec texte explicatif. 1 fort vol. in-4.

Prix : Fig. noires, relié, 60 fr. — Fig. coloriées, relié, 120 fr.

BURDON-SANDERSON, FOSTER ET BRUNTON. **Manuel du laboratoire de physiologie.** Traduit de l'anglais par M. MOQUIN-TANDON. 1 vol. in-8, avec 184 figures dans le texte. 7 fr.

CORNIL, RANVIER, BRAULT ET LETULLE. **Manuel d'histologie pathologique.** 3e édition entièrement remaniée.

TOME I, par MM. RANVIER, CORNIL, BRAULT, F. BEZANÇON et M. CAZIN. — *Histologie normale. — Cellules et tissus normaux. — Généralités sur l'histologie pathologique. — Altération des cellules et des tissus. — Inflammations. — Tumeurs. — Notions sur les bactéries. — Maladies des systèmes et des tissus. — Altérations du tissu conjonctif.* 1 vol. in-8, avec 387 gravures en noir et en couleurs. 25 fr.

TOME II, par MM. DURANTE, JOLLY, DOMINICI, GOMBAULT et PHILLIPE. — *Muscles. — Sang et hématopoïèse. — Généralités sur le système nerveux.* 1 vol. in-8, avec 278 grav. en noir et en couleurs. 25 fr.

TOME III, par MM. GOMBAULT, NAGEOTTE, RICHE, MARIE, DURANTE, MILIAN, BEZANÇON. — *Cerveau. — Moelle. — Nerfs. — Cœur. — Poumon. — Ganglion lymphatique. — Rate.* 1 vol. in-8, avec gravures en noir et en couleurs. 25 fr.

L'ouvrage complet comprendra 4 volumes.

DEBIERRE. **Traité élémentaire d'anatomie de l'homme.** Anatomie descriptive et dissection, avec notions d'organogénie et d'embryologie générales. Ouvrage complet en 2 volumes. 40 fr.

TOME I. *Manuel de l'amphithéâtre.* 1 vol. in-8 de 950 pages, avec 450 figures en noir et en couleurs dans le texte. 20 fr.

TOME II ET DERNIER. 1 vol. in-8, avec 515 figures en noir et en couleurs dans le texte. 20 fr.

(*Couronné par l'Académie des Sciences.*)

DEBIERRE. **Les Centres nerveux** (Moelle épinière et encéphale), avec applications physiologiques et médico-chirurgicales. 1 vol. in-8, avec grav. en noir et en couleurs. 12 fr.

— **Atlas d'ostéologie**, comprenant les articulations des os et les insertions musculaires. 1 vol. in-4, avec 253 grav. en noir et en couleurs, cart. toile dorée. 12 fr.

— **Leçons sur le péritoine.** 1 vol. in-8, avec 58 figures. 4 fr.

— **L'embryologie en quelques leçons.** 1 vol. in-8, avec 144 fig. 4 fr.

G. DEMENY. **Mécanisme et éducation des mouvements.** 1 vol. in-8, avec 565 figures. 9 fr.

DUVAL (Mathias). **Le placenta des rongeurs.** 1 vol. in-4, avec 106 fig. dans le texte et un atlas de 22 planches en taille-douce hors texte. 40 fr.

— **Le placenta des carnassiers.** 1 beau vol. in-4, avec 46 figures dans le texte et un atlas de 13 planches en taille-douce. 25 fr.

— **Études sur l'embryologie des chéiroptères.** *L'ovule, la gastrula, le blastoderme et l'origine des annexes chez le murin.* 1 fort vol., avec 29 fig. dans le texte et 5 planches en taille-douce. 15 fr.

FAU. **Anatomie des formes du corps humain,** à l'usage des peintres et des sculpteurs. 1 atlas in-folio de 25 planches. Prix : Figures noires, 15 fr. — Figures coloriées. 30 fr.

FÉRÉ. **Travail et plaisir.** *Études de psycho-mécanique.* 1 vol. gr. in-8, avec 200 fig. 12 fr.

LE DANTEC. **Traité de Biologie.** 1 vol. grand in-8, avec fig. 15 fr.

PREYER. **Éléments de physiologie générale.** Traduit de l'allemand par M. J. SOURY. 1 vol. in-8. 5 fr.

— **Physiologie spéciale de l'embryon.** 1 vol. in-8, avec figures et 9 planches hors texte. 7 fr. 50

BIBLIOTHÈQUE GÉNÉRALE DES SCIENCES SOCIALES

Secrétaire de la rédaction : DICK MAY, Secr. gén. de l'Éc. des Hautes Études sociales.

Volumes in-8 carré de 300 pages environ, cart. à l'anglaise. Chaque volume, 6 fr.

L'individualisation de la peine, par R. SALEILLES, professeur à la Faculté de droit de l'Université de Paris.

L'idéalisme social, par EUGÈNE FOURNIÈRE.

Ouvriers du temps passé (XVe et XVIe siècles), par H. HAUSER, professeur à l'Université de Dijon.

Les transformations du pouvoir, par G. TARDE, de l'Institut, professeur au Collège de France.

Morale sociale, par MM. G. BELOT, MARCEL BERNÈS, BRUNSCHVICG, F. BUISSON, DARLU, DAURIAC, DELBET, CH. GIDE, M. KOVALEVSKY, MALAPERT, le R. P. MAUMUS, DE ROBERTY, G. SOREL, le PASTEUR WAGNER. Préface de M. ÉMILE BOUTROUX, de l'Institut.

Les enquêtes, *pratique et théorie*, par P. DU MAROUSSEM. *(Ouvrage couronné par l'Institut.)*

Questions de morale, par MM. BELOT, BERNÈS, F. BUISSON, A. CROISET, DARLU, DELBOS, FOURNIÈRE, MALAPERT, MOCH, D. PARODI, G. SOREL.

Le développement du catholicisme social, depuis l'encyclique *Rerum Novarum*, par Max Turmann.
Le socialisme sans doctrines, par A. Métin.
L'éducation morale dans l'Université (*Enseignement secondaire*). Conférences et discussions, sous la présidence de M. A. Croiset, doyen de la Faculté des lettres de l'Université de Paris.
La méthode historique appliquée aux sciences sociales, par Ch. Seignobos, maître de conf. à l'Univ. de Paris.
Assistance sociale. *Pauvres et mendiants*, par Paul Strauss, sénateur.
L'hygiène sociale, par E. Duclaux, de l'Institut, directeur de l'Institut Pasteur.
Le contrat de travail. *Le rôle des syndicats professionnels*, par P. Bureau, professeur à la Faculté libre de droit de Paris.
Essai d'une philosophie de la solidarité. Conférences et discussions, sous la présidence de MM. Léon Bourgeois, député, ancien président du Conseil des ministres, et A. Croiset, de l'Institut, doyen de la Faculté des lettres de Paris.
L'éducation de la démocratie. Leçons professées à l'École des Hautes Études sociales, par MM. E. Lavisse, A. Croiset, Seignobos, Malapert, Lanson, Hadamard.
L'exode rural et le retour aux champs, par E. Vandervelde, professeur à l'Université nouvelle de Bruxelles.
La lutte pour l'existence et l'évolution des sociétés, par J.-L. De Lanessan, député, ancien ministre de la Marine.
La concurrence sociale et les devoirs sociaux, par le même.
La démocratie devant la science, par C. Bouglé, professeur à l'Université de Toulouse.
L'individualisme anarchiste. *Max Stirner*, par V. Basch, professeur à l'Université de Rennes.
Les applications sociales de la solidarité, par MM. P. Budin, Ch. Gide, H. Monod, Paulet, Robin, Siegfried, Brouardel. Préface de M. Léon Bourgeois.
La paix et l'enseignement pacifiste, par MM. Fr. Passy, Ch. Richet, d'Estournelles de Constant, E. Bourgeois, A. Weiss, H. La Fontaine, G. Lyon.
Études sur la philosophie morale au XIXe siècle, par MM. Belot, A. Darlu, M. Bernès, A. Landry, Ch. Gide, E. Roberty, R. Allier, H. Lichtenberger, L. Brunschvicg.
Enseignement et démocratie, par MM. Croiset, Devinat, Boitel, Millerand, Appell, Seignobos, Lanson, Ch.-V. Langlois.

MINISTRES ET HOMMES D'ÉTAT

Volumes in-16, à 2 fr. 50

Bismarck, par Henri Welschinger.
Prim, par H. Léonardon.
Disraeli, par M. Courcelle.
Mac Kinley, par A. Viallate.
Okoubo, ministre japonais, par M. Courant.

BIBLIOTHÈQUE D'HISTOIRE CONTEMPORAINE

Volumes in-18 et in-8

EUROPE

Histoire de l'Europe pendant la Révolution française, par *H. de Sybel.* Traduit de l'allemand par Mlle Dosquet. 6 vol. in-8. Chacun séparément. . . . . 7 fr.

Histoire diplomatique de l'Europe, de 1815 a 1878, par *Debidour*, 2 vol. in-8. . . . . 18 fr.

La Question d'Orient, depuis ses origines jusqu'à nos jours, par *E. Driault*; préface de *G. Monod.* 1 vol. in-8. 3e édit. . . . . 7 fr.

La papauté, par *I. de Dœllenger.* Traduit de l'allemand par *A. Giraud-Teulon.* 1 vol. in-8. . . . . 7 fr.

FRANCE

La révolution française, par *H. Carnot.* 1 vol. in-18. Nouv. éd. 3 fr. 50

La théophilanthropie et le culte décadaire, par *A. Mathiez.* 1 vol. in-8. . . . . 12 fr.

Condorcet et la révolution française, par *L. Cahen.* 1 vol. in-8. 10 fr.

Le culte de la raison et le culte de l'être suprême (1793-1794). Étude historique, par *A. Aulard.* 2e éd. 1 vol. in-18. . . . . 3 fr. 50

Études et leçons sur la révolution française, par *A. Aulard.* 4 vol. in-18. Chacun . . . . 3 fr. 50

Variétés révolutionnaires, par *M. Pellet.* 3 vol. in-18. Chacun 3 fr. 50

Hommes et choses de la Révolution, par *Eug. Spuller.* 1 vol. in-18. . . . . 3 fr. 50

Les campagnes des armées françaises (1792-1815), par *C. Vallaux.* 1 vol. in-18, avec 17 cartes. . . . . 3 fr. 50

La politique orientale de Napoléon (1806-1808), par *E. Driault.* 1 vol. in-8. . . . . 7 fr.

Napoléon et la société de son temps, par *P. Bondois.* 1 vol. in-8. 7 fr.

De Waterloo a Sainte-Hélène (20 juin. 16 oct. 1815), par *J. Silvestre.* 1 vol. in-16. . . . . 3 fr. 50

Histoire de la Restauration, par *de Rochau.* 1 vol. in-18. . 3 fr. 50

Histoire de dix ans (1830-1840), par *Louis Blanc.* 5 vol. in-8. Chacun. 5 fr.

Histoire du second empire (1848-1870), par *Taxile Delord.* 6 vol. in-8. Chacun . . . . 7 fr.

Histoire du parti républicain (1814-1870), par *G. Weill.* 1 v. in-8. 10 fr.

Histoire du mouvement social (1852-1902), par *le même.* 1 v. in-8. 7 fr.

La campagne de l'Est (1870-71), par *Poullet.* 1 vol. in-8 avec cartes. 7 fr.

Histoire de la troisième république, par *E. Zévort* :

I. *Présidence de M. Thiers.* 1 vol. in-8. 2e édit. . . . . 7 fr.

II. *Présidence du Maréchal.* 1 vol. in-8. 2e édit. . . . . 7 fr.

III. *Présidence de Jules Grévy.* 1 vol. in-8. 2e édit. . . . 7 fr.

IV. *Présidence de Sadi-Carnot.* 1 vol. in-8. . . . . . . 7 fr.

La Société française sous la troisième république, par *Marius-Ary Leblond.* 1 vol. in-8. . . . . 5 fr.

Histoire de la liberté de conscience en France (1595-1870), par *G. Bonet-Maury.* 1 vol. in-8. . . . . 5 fr.

Les civilisations tunisiennes (Musulmans, Israélites, Européens), par *Paul Lapie.* 1 vol. in-18. . . . . 3 fr. 50

La France politique et sociale, par *Aug. Laugel.* 1 vol. in-8. 5 fr.

Histoire des rapports de l'Eglise et de l'Etat en France (1789-1870). par *A. Debidour.* 1 vol. in-8. (*Couronné par l'Institut*). . . 12 fr.

Les Colonies françaises, par *P. Gaffarel.* 1 vol. in-8. 6e éd. . . 5 fr.

La France hors de France. *Notre émigration, sa nécessité, ses conditions*, par *J.-B. Piolet.* 1 vol. in-8 . . . . 10 fr.

L'Indo-Chine française, étude économique, politique et administrative sur *la Cochinchine, le Cambodge, l'Annam* et *le Tonkin* (Médaille Dupleix de la Société de Géographie commerciale), par *J.-L. de Lanessan.* 1 vol. in-8, avec 5 cartes en couleurs. . . . . 15 fr.

L'ALGÉRIE, par *M. Wahl.* 1 vol. in-8. 4e édition, revue par *A. Bernard.* (Ouvrage couronné par l'Institut). . . . . 5 fr.

ANGLETERRE

HISTOIRE CONTEMPORAINE DE L'ANGLETERRE, depuis la mort de la reine Anne jusqu'à nos jours, par *H. Reynald.* 1 vol. in-18. 2e éd. 3 fr. 50

LORD PALMERSTON ET LORD RUSSELL, par *Aug. Laugel.* 1 vol. in-18. 3 fr. 50

LE SOCIALISME EN ANGLETERRE, par *Albert Métin.* 1 vol. in-18. 3 fr. 50

HISTOIRE GOUVERNEMENTALE DE L'ANGLETERRE (1770-1830), par *Cornewal Lewis.* 1 vol. in-8 . . . . 7 fr.

ALLEMAGNE

HISTOIRE DE LA PRUSSE, depuis la mort de Frédéric II jusqu'à la bataille de Sadowa, par *Eug. Véron.* 1 vol. in-18. 6e éd., revue par *Paul Bondois* . . . . 3 fr. 50

HISTOIRE DE L'ALLEMAGNE, depuis la bataille de Sadowa jusqu'à nos jours, par *Eug. Véron.* 1 vol. in-18. 3e éd., continuée jusqu'en 1892, par *Paul Bondois* . . . . 3 fr. 50

LE SOCIALISME ALLEMAND ET LE NIHILISME RUSSE, par *J. Bourdeau.* 1 vol. in-18. 2e édition. 3 fr. 50

LES ORIGINES DU SOCIALISME D'ÉTAT EN ALLEMAGNE, par *Ch. Andler.* 1 vol. in-8. . . . . 7 fr.

L'ALLEMAGNE NOUVELLE ET SES HISTORIENS (*Niebuhr, Ranke, Mommsen, Sybel, Treitschke*), par *A. Guilland.* 1 vol. in-8 . . . . 5 fr.

LA DÉMOCRATIE SOCIALISTE ALLEMANDE, par *Edg. Milhaud.* 1 vol. in-8 . . . . 10 fr.

LA PRUSSE ET LA RÉVOLUTION DE 1848, par *P. Matter.* 1 vol. in-18 . . . . 3 fr. 50

AUTRICHE-HONGRIE

LES TCHÈQUES ET LA BOHÊME CONTEMPORAINE, par *J. Bourlier.* 1 vol. in-18. . . . . 3 fr. 50

LES RACES ET LES NATIONALITÉS EN AUTRICHE-HONGRIE, par *B. Auerbach,* 1 vol. in-8 . . . . 5 fr.

HISTOIRE DES HONGROIS ET DE LEUR LITTÉRATURE POLITIQUE (1790-1815), par *Ed. Sayous.* 1 vol. in-18 . . . . 3 fr. 50

LE PAYS MAGYAR, par *R. Recouly.* 1 vol. in-18. . . . . 3 fr. 50

ESPAGNE

HISTOIRE DE L'ESPAGNE, depuis la mort de Charles III jusqu'à nos jours, par *H. Reynald.* 1 vol. in-18 . . . . 3 fr. 50

SUISSE

HISTOIRE DU PEUPLE SUISSE, par *Daendliker*; précédée d'une Introduction par *Jules Favre.* 1 vol. in-8. . . . . 5 fr.

AMÉRIQUE

HISTOIRE DE L'AMÉRIQUE DU SUD, par *Alf. Deberle.* 1 vol. in-18. 3e éd., revue par *A. Milhaud.* . . . . 3 fr. 50

ITALIE

HISTOIRE DE L'UNITÉ ITALIENNE (1814-1871), par *Bolton King.* Traduit de l'anglais par *Macquart*; introduction de *Yves Guyot.* 2 vol. in-8. 15 fr.

HISTOIRE DE L'ITALIE, depuis 1815 jusqu'à la mort de Victor-Emmanuel, par *E. Sorin.* 1 vol. in-18 . . . . 3 fr. 50

BONAPARTE ET LES RÉPUBLIQUES ITALIENNES (1796-1799), par *P. Gaffarel.* 1 vol. in-8 . . . . 5 fr.

ROUMANIE

HISTOIRE DE LA ROUMANIE CONTEMPORAINE (1822-1900), par *F. Damé.* 1 vol. in-8. . . . . 7 fr.

GRÈCE et TURQUIE

LA TURQUIE ET L'HELLÉNISME CONTEMPORAIN, par *V. Bérard*. 1 vol. in-18. 4e éd. (*Ouvrage couronné par l'Académie française*) . . . . 3 fr. 50

BONAPARTE ET LES ILES IONIENNES (1797-1816), par *E. Rodocanachi*. 1 vol. in-8. . . . . 5 fr.

CHINE

HISTOIRE DES RELATIONS DE LA CHINE AVEC LES PUISSANCES OCCIDENTALES (1861-1902), par *H. Cordier*. 3 vol. in-8, avec cartes. . . . . . 30 fr.

L'EXPÉDITION DE CHINE DE 1857-58, par *le même*. 1 vol. in-8. . . 7 fr.

EN CHINE. *Mœurs et institutions. Hommes et faits*, par *Maurice Courant*. 1 vol. in-18 . . . . 3 fr. 50

ÉGYPTE

LA TRANSFORMATION DE L'ÉGYPTE, par *Alb. Métin*. 1 vol. in-18. 3 fr. 50

Paul Louis. L'OUVRIER DEVANT L'ÉTAT. 1 vol. in-8. . . . . . . 7 fr.

E. Driault. LES PROBLÈMES POLITIQUES ET SOCIAUX A LA FIN DU XIXe SIÈCLE. 1 vol. in-8. 7 fr.

Louis Blanc. DISCOURS POLITIQUES (1848-1881). 1 vol. in-8. 7 fr. 50

Jules Barni. HISTOIRE DES IDÉES MORALES ET POLITIQUES EN FRANCE AU XVIIIe SIÈCLE. 2 vol. in-18, chaque volume . . . . 3 fr. 50

Jules Barni. LES MORALISTES FRANÇAIS AU XVIIIe SIÈCLE. 1 vol. in-18 . . . . 3 fr. 50

Deschanel (E.). LE PEUPLE ET LA BOURGEOISIE. 1 vol. in-8. 2e éd. 5 fr.

E. de Laveleye. LE SOCIALISME CONTEMPORAIN. 1 volume in-18. 11e édition, augmentée. . . . . 3 fr. 50

E. Despois. LE VANDALISME RÉVOLUTIONNAIRE. 1 vol. in-18. 4e éd. 3 fr. 50

Du Casse. LES ROIS FRÈRES DE NAPOLÉON Ier. 1 vol. in-8. . 10 fr.

Eug. Spuller. FIGURES DISPARUES, portraits contemporains, littéraires et politiques. 3 vol. in-18, chaque volume. . . . . 3 fr. 50

Eug. Spuller. L'ÉDUCATION DE LA DÉMOCRATIE. 1 vol. in-18. 3 fr. 50

Eug. Spuller. L'ÉVOLUTION POLITIQUE ET SOCIALE DE L'ÉGLISE. 1 vol. in-18 . . . . 3 fr. 50

J. Reinach. LA FRANCE ET L'ITALIE DEVANT L'HISTOIRE. 1 vol. in-8. 5 fr.

J. Reinach. PAGES RÉPUBLICAINES. 1 vol. in-18. . . . . . . 3 fr. 50

G. Schefer. BERNADOTTE ROI (1810-1818-1844). 1 vol. in-8. . 5 fr.

G. Guéroult. LE CENTENAIRE DE 1789. Évolution politique, philos., artistique et scientifique de l'Europe depuis cent ans. In-18. 3 fr. 50

Henrard. HENRI IV ET LA PRINCESSE DE CONDÉ. 1 vol. in-8. . 6 fr.

Hector Depasse. TRANSFORMATIONS SOCIALES. 1 vol. in-18. 3 fr. 50

Hector Depasse. DU TRAVAIL ET DE SES CONDITIONS. 1 vol. in-18 . . . . 3 fr. 50

Eug. d'Eichthal. SOUVERAINETÉ DU PEUPLE ET GOUVERNEMENT. 1 vol. in-18. . . . . 3 fr. 50

G. Isambert. LA VIE A PARIS PENDANT UNE ANNÉE DE LA RÉVOLUTION (1791-1792). 1 vol. in-18. . . . . 3 fr. 50

Novicow. LA POLITIQUE INTERNATIONALE. 1 vol. in-8. . . . . 7 fr.

G. Weill. L'ÉCOLE SAINT-SIMONIENNE. 1 vol. in-18 . . 3 fr. 50

A. Lichtenberger. LE SOCIALISME UTOPIQUE. 1 vol. in-18. 3 fr. 50

A. Lichtenberger. LE SOCIALISME ET LA RÉVOLUTION FRANÇAISE. 1 vol. in-8. . . . . 5 fr.

Paul Matter. LA DISSOLUTION DES ASSEMBLÉES PARLEMENTAIRES. 1 vol. in-8. . . . . 5 fr.

J. Bourdeau. L'ÉVOLUTION DU SOCIALISME. 1 vol. in-18. . . 3 fr. 50

Em. Beaussire. LA GUERRE ÉTRANGÈRE ET LA GUERRE CIVILE. 1 vol. in-18. . . . . 3 fr. 50

BIBLIOTHÈQUE UTILE

Élégants volumes in-32, de 192 pages chacun.

Le volume broché, **60** centimes; en cartonnage anglais, **1** franc.

---

1. **Morand.** Introduction à l'étude des sciences physiques. 6e éd.
2. **Cruveilhier.** Hygiène générale. 9e édit.
3. **Corbon.** De l'enseignement professionnel. 4e édit.
4. **L. Pichat.** L'art et les artistes en France. 5e édit.
5. **Buchez.** Les Mérovingiens. 6e éd.
6. **Buchez.** Les Carlovingiens. 2e éd.
7. **F. Morin.** La France au moyen âge. 5e édit.
8. **Bastide.** Luttes religieuses des premiers siècles. 5e édit.
9. **Bastide.** Les guerres de la Réforme. 5e édit.
10. **Pelletan.** Décadence de la monarchie française. 5e édit.
11. **Brothier.** Histoire de la terre. 8e éd.
12. **Bouant.** Les principaux faits de la chimie (avec fig.).
13. **Turck.** Médecine populaire. 6e édit.
14. **Morin.** La loi civile en France. 5e édit.
15. **Paul Louis.** Les lois ouvrières.
16. (*Épuisé.*)
17. **Catalan.** Notions d'astronomie. 6e édit.
18. **Cristal.** Les délassements du travail. 4e édit.
19. **V. Meunier.** Philosophie zoologique. 3e édit.
20. **J. Jourdan.** La justice criminelle en France. 4e édit.
21. **Ch. Rolland.** Histoire de la maison d'Autriche. 4e édit.
22. **Eug. Despois.** Révolution d'Angleterre. 4e édit.
23. **B. Gastineau.** Les génies de la science et de l'industrie. 2e éd.
24. **Leneveux.** Le budget du foyer. Économie domestique. 3e édit.
25. **L. Combes.** La Grèce ancienne. 4e édit.
26. **F. Lock.** Histoire de la Restauration. 5e édit.
27. **Brothier.** Histoire populaire de la philosophie. (*Épuisé.*)
28. **Elie Margollé.** Les phénomènes de la mer. 7e édit.
29. **L. Collas.** Histoire de l'empire ottoman. 3e édit.
30. **F. Zurcher.** Les phénomènes de l'atmosphère. 7e édit.
31. **E. Raymond.** L'Espagne et le Portugal. 3e édit.
32. **Eugène Noël.** Voltaire et Rousseau. 4e édit.
33. **A. Ott.** L'Asie occidentale et l'Egypte. 3e édit.
34. **Ch. Richard.** Origine et fin des mondes. (*Épuisé.*)
35. **Enfantin.** La vie éternelle. 5e éd.
36. **Brothier.** Causeries sur la mécanique. 5e édit.
37. **Alfred Doneaud.** Histoire de la marine française. 4e édit.
38. **F. Lock.** Jeanne d'Arc. 3e édit.

39-40. **Carnot.** Révolution française, 2 vol. 7e édit.

41. **Zurcher et Margollé.** Télescope et microscope. 2e édit.
42. **Blerzy.** Torrents, fleuves et canaux de la France. 3e édit.
43. **Secchi, Wolf, Briot et Delaunay.** Le soleil et les étoiles. 5e édit.
44. **Stanley Jevons.** L'économie politique. 9e édit.
45. **Ferrière.** Le darwinisme. 8e éd.
46. **Leneveux.** Paris municipal. 2e édit.
47. **Boillot.** Les entretiens de Fontenelle sur la pluralité des mondes.
48. **Zevort (Edg.).** Histoire de Louis-Philippe. 4e édit.
49. **Geikie.** Géographie physique (avec fig.). 4e édit.
50. **Zaborowski.** L'origine du langage. 5e édit.
51. **H. Blerzy.** Les colonies anglaises.
52. **Albert Lévy.** Histoire de l'air (avec fig.). 4e édit.
53. **Geikie.** La géologie (avec fig.). 4e édit.
54. **Zaborowski.** Les migrations des animaux. 3e édit.
55. **F. Paulhan.** La physiologie de l'esprit. 5e édit.
56. **Zurcher et Margollé.** Les phénomènes célestes. 3e édit.
57. **Girard de Rialle.** Les peuples de l'Afrique et de l'Amérique. 2e éd.
58. **Jacques Bertillon.** La statistique humaine de la France.

59. **Paul Gaffarel.** La défense nationale en 1792. 2e édit.
60. **Herbert Spencer.** De l'éducation. 8e édit.
61. **Jules Barni.** Napoléon Ier. 3e édit.
62. **Huxley.** Premières notions sur les sciences. 4e édit.
63. **P. Bondois.** L'Europe contemporaine (1789-1879). 2e édit.
64. **Grove.** Continents et océans. 3e éd.
65. **Jouan.** Les îles du Pacifique.
66. **Robinet.** La philosophie positive. 4e édit.
67. **Renard.** L'homme est-il libre? 5e édit.
68. **Zaborowski.** Les grands singes.
69. **Hatin.** Le Journal.
70. **Girard de Rialle.** Les peuples de l'Asie et de l'Europe.
71. **Doneaud.** Histoire contemporaine de la Prusse. 2e édit.
72. **Dufour.** Petit dictionnaire des falsifications. 4e édit.
73. **Henneguy.** Histoire de l'Italie depuis 1815.
74. **Leneveux.** Le travail manuel en France. 2e édit.
75. **Jouan.** La chasse et la pêche des animaux marins.
76. **Regnard.** Histoire contemporaine de l'Angleterre.
77. **Bouant.** Hist. de l'eau (avec fig.).
78. **Jourdy.** Le patriotisme à l'école.
79. **Mongredien.** Le libre-échange en Angleterre.
80. **Creighton.** Histoire romaine (avec fig.)
81-82. **P. Bondois.** Mœurs et institutions de la France. 2 vol. 2e éd.
83. **Zaborowski.** Les mondes disparus (avec fig.). 3e édit.
84. **Debidour.** Histoire des rapports de l'Eglise et de l'Etat en France (1789-1871). Abrégé par Dubois et Sarthou.
85. **H. Beauregard.** Zoologie générale (avec fig.).
86. **Wilkins.** L'antiquité romaine (avec fig.). 2e édit.
87. **Maigne.** Les mines de la France et de ses colonies.
88. **Broquère.** Médecine des accidents.
89. **E. Amigues.** A travers le ciel.
90. **H. Gossin.** La machine à vapeur (avec fig.).
91. **Gaffarel.** Les frontières françaises. 2e édit.
92. **Dallet.** La navigation aérienne (avec fig.).
93. **Collier.** Premiers principes des beaux-arts (avec fig.).
94. **A. Larbalétrier.** L'agriculture française (avec fig.).
95. **Gossin.** La photographie (fig.).
96. **F. Genevoix.** Les matières premières.
97. **Faque.** L'Indo-Chine française.
98. **Monin.** Les maladies épidémiques (avec fig.).
99. **Petit.** Economie rurale et agricole.
100. **Mahaffy.** L'antiquité grecque (avec fig.).
101. **Bère.** Hist. de l'armée française.
102. **F. Genevoix.** Les procédés industriels.
103. **Quesnel.** Histoire de la conquête de l'Algérie.
104. **A. Coste.** Richesse et bonheur.
105. **Joyeux.** L'Afrique française (avec fig.).
106. **G. Mayer.** Les chemins de fer (avec fig.).
107. **Ad. Coste.** Alcoolisme ou Epargne. 4e édit.
108. **Ch. de Larivière.** Les origines de la guerre de 1870.
109. **Gérardin.** Botanique générale (avec fig.).
110. **D. Bellet.** Les grands ports maritimes de commerce (avec fig.).
111. **H. Coupin.** La vie dans les mers (avec fig.).
112. **A. Larbalétrier.** Les plantes d'appartement (avec fig.).
113. **A. Milhaud.** Madagascar. 2e éd.
114. **Sérieux et Mathieu.** L'Alcool et l'alcoolisme. 2e édit.
115. **Dr J. Laumonier.** L'hygiène de la cuisine.
116. **Adrien Berget.** La viticulture nouvelle. 2e éd.
117. **A. Acloque.** Les insectes nuisibles (avec fig.).
118. **G. Meunier.** Histoire de la littérature française. 2e éd.
119. **P. Merklen.** La Tuberculose; son traitement hygiénique.
120. **G. Meunier.** Histoire de l'art (avec fig.).
121. **Larrivé.** L'assistance publique.
122. **Adrien Berget.** La pratique des vins.
123. **A. Berget.** Les vins de France. (*Guide du consommateur.*)
124. **Vaillant.** Petite chimie de l'agriculteur.
125. **S. Zaborowski.** L'homme préhistorique. 7e édit.

BIBLIOTHÈQUE
DE PHILOSOPHIE CONTEMPORAINE

VOLUMES IN-12.

Br., 2 fr. 50; cart. à l'angl., 3 fr.; reliés, 4 fr.

Alaux.
Philosophie de Victor Cousin.

R. Allier.
Philosophie d'Ernest Renan. 2e éd.

L. Arréat.
La morale dans le drame, l'épopée et le roman. 2e édition.
Mémoire et imagination (peintres, musiciens, poètes et orateurs).
Les croyances de demain.
Dix ans de philosophie (1890-1900).
Le sentiment religieux en France.

G. Ballet.
Langage intérieur et aphasie. 2e éd.

Beaussire.
Antécédents de l'hégélianisme dans la philosophie française.

Bergson.
Le rire. 3e édit.

Ernest Bersot.
Libre philosophie.

Bertauld.
De la philosophie sociale.

Binet.
Psychologie du raisonnement. 3e éd.

Hervé Blondel.
Les approximations de la vérité.

C. Bos.
Psychologie de la croyance. 2e éd.

M. Boucher.
Essai sur l'hyperespace, le temps, la matière et l'énergie.

C. Bouglé.
Les sciences sociales en Allemagne. 2e édit.

J. Bourdeau.
Les maîtres de la pensée contemporaine. 3e éd.

E. Boutroux.
Conting. des lois de la nature. 4e éd.

Brunschvicg.
Introduction à la vie de l'esprit.

Carus.
La conscience du moi.

Coste.
Dieu et l'âme. 2e édit.

G. Danville.
Psychologie de l'amour. 3e édit.

L. Dauriac.
La psychol. dans l'Opéra français.

Delbœuf.
Matière brute et matière vivante.

L. Dugas.
Le psittacisme et la pensée symbolique.
La timidité. 3e édit.
Psychologie du rire.
L'absolu.

Dunan.
Théorie psychologique de l'espace.

Duprat.
Les causes sociales de la folie.
Le mensonge.

Durand (DE GROS).
Questions de philosophie morale et sociale.

E. Durkheim.
Les règles de la méthode sociologique. 3e édit.

E. d'Eichthal.
Correspondance inédite de J. Stuart Mill avec G. d'Eichthal.
Les probl. sociaux et le socialisme.

Encausse (PAPUS).
L'occultisme et le spiritualisme. 2e édit.

A. Espinas.
La philosophie expérimentale en Italie.

E. Faivre.
De la variabilité des espèces.

Ch. Féré.
Sensation et mouvement. 2e édit.
Dégénérescence et criminalité. 3e éd.

E. Ferri.
Les criminels dans l'art et la littérature. 2e édit.

Fierens-Gevaert.
Essai sur l'art contemporain. 2e éd.
La tristesse contemporaine. 4e éd.
Psychologie d'une ville. Essai sur Bruges. 2e édit.
Nouveaux essais sur l'art contemporain.

M. de Fleury.
L'âme du criminel.

Fonsegrive.
La causalité efficiente.

A. Fouillée.

La propriété sociale et la démocratie. Nouv. éd.

E. Fournière.

Essai sur l'individualisme.

Ad. Franck.

Philosophie du droit pénal. 5e édit.
Des rapports de la religion et de l'État. 2e édit.
La philosophie mystique en France au XVIIIe siècle.

Gauckler.

Le beau et son histoire.

E. Goblot.

Justice et liberté.

J. Grasset.

Les limites de la biologie. 2e édit.

G. de Greef.

Les lois sociologiques. 3e édit.

Guyau.

La genèse de l'idée de temps. 2e éd.

E. de Hartmann.

La Religion de l'avenir. 5e édition.
Le Darwinisme. 7e édition.

R. C. Herckenrath.

Probl. d'esthétique et de morale.

Marie Jaëll.

La musique et la psycho-physiologie.

W. James.

La théorie de l'émotion.

Paul Janet.

La philosophie de Lamennais.

J. Lachelier.

Du fondement de l'induction. 4e éd.

Mme Lampérière.

Le rôle social de la femme.

A. Landry.

La responsabilité pénale.

J.-L. de Lanessan.

Morale des philosophes chinois.

Lange.

Les émotions. 2e édit.

Lapie.

La justice par l'État.

Auguste Laugel.

L'Optique et les Arts.

Gustave Le Bon.

Lois psychologiques de l'évolution des peuples. 7e éd.
Psychologie des foules. 9e éd.

Lechalas.

Étude sur l'espace et le temps.

F. Le Dantec.

Le déterminisme biologique. 2e éd.
L'individualité et l'erreur individualiste.
Lamarckiens et darwiniens. 2e éd.

G. Lefèvre.

Obligation morale et idéalisme.

Liard.

Les Logiciens anglais contemporains. 4e édition.
Définitions géométriques. 3e édit.

H. Lichtenberger.

La philosophie de Nietzsche. 8e éd.
Aphorismes et fragments choisis de Nietzsche. 2e édit.

Lombroso.

L'anthropologie criminelle. 5e éd.
Nouvelles recherches de psychiatrie et d'anthropologie criminelle.
Les applications de l'anthropologie criminelle.

John Lubbock.

Le bonheur de vivre. 2 vol. 8e éd.
L'emploi de la vie. 5e édit.

G. Lyon.

La philosophie de Hobbes.

E. Marguery.

L'œuvre d'art et l'évolution.

Mariano.

La Philosophie contemp. en Italie.

Marion.

J. Locke, sa vie, son œuvre. 2e édit.

Maus.

La justice pénale.

Mauxion.

L'éducation par l'instruction.
Nature et éléments de la moralité

G. Milhaud.

Essai sur les conditions et les limites de la certitude logique. 2e édit
Le Rationnel.

Mosso.

La peur. 2e éd.
La fatigue intellect. et phys. 3e éd.

E. Murisier.

Les maladies du sentiment religieux. 2e édit.

A. Naville.

Nouvelle classification des sciences. 2e édit.

Max Nordau.

Paradoxes psychologiques. 5e éd.
Paradoxes sociologiques. 4e édit.
Psycho-physiologie du génie et du talent. 3e édit.

Novicow.

L'avenir de la race blanche.

Ossip-Lourié.

Pensées de Tolstoï. 2e édit.
Philosophie de Tolstoï. 2e édit.
La philos. soc. dans le théât. d'Ibsen.
Nouvelles pensées de Tolstoï.
Le bonheur et l'intelligence.

G. Palante.

Précis de sociologie. 2e édit.

Paulhan.
Les phénomènes affectifs. 2e édit.
J. de Maistre, sa philosophie.
Psychologie de l'invention.
Analystes et esprits synthétiques.

J. Philippe.
L'image mentale.

F. Pillon.
La philosophie de Charles Secrétan.

Mario Pilo.
La psychologie du beau et de l'art.

Pioger.
Le monde physique.

Queyrat.
L'imagination chez l'enfant. 3e édit.
L'abstraction, son rôle dans l'éducation intellectuelle.
Les caractères et l'éducation morale.
La logique chez l'enfant et sa culture. 2e éd.

P. Regnaud.
Précis de logique évolutionniste.
Comment naissent les mythes.

Charles de Rémusat.
Philosophie religieuse.

G. Renard.
Le régime socialiste. 4e édit.

A. Réville
Dogme de la divinité de Jésus-Christ. 3e éd.

Th. Ribot.
La philos. de Schopenhauer. 9e éd.
Les maladies de la mémoire. 17e éd.
Les maladies de la volonté. 19e éd.
Les maladies de la personnalité. 11e édit.
La psychologie de l'attention. 7e éd.

G. Richard.
Socialisme et science sociale. 2e éd.

Ch. Richet.
Psychologie générale. 5e éd.

De Roberty.
L'inconnaissable.
L'agnosticisme. 2e édit.
La recherche de l'Unité.
Auguste Comte et H. Spencer. 2e éd.
Le bien et le mal.
Psychisme social.
Fondements de l'éthique.
Constitution de l'éthique.
Frédéric Nietzsche.

Roisel.
De la substance.
L'idée spiritualiste. 2e édit.

Roussel-Despierres
L'idéal esthétique.

Émile Saisset.
L'âme et la vie.

Schopenhauer.
Le libre arbitre. 9e édition.
Le fondement de la morale. 8e édit.
Pensées et fragments. 18e édition.

Camille Selden.
La Musique en Allemagne.

P. Sollier
Les phénomènes d'autoscopie.

Herbert Spencer.
Classification des sciences. 7e édit.
L'individu contre l'Etat. 5e éd.

Stuart Mill.
Auguste Comte et la philosophie positive. 6e édition.
L'Utilitarisme. 3e édition.

Sully Prudhomme et Ch. Richet.
Le probl. des causes finales. 2e éd.

Tanon.
L'évol. du droit et la conscience soc.

Tarde.
La criminalité comparée. 5e éd.
Les transformations du droit. 2e éd.
Les lois sociales. 2e édit.

Thamin.
Éducation et positivisme. 2e éd.

P.-F. Thomas.
La suggestion, son rôle dans l'éducation intellectuelle. 2e édit.
Morale et éducation.

Tissié.
Les rêves. 2e édit.

Vianna de Lima.
L'homme selon le transformisme.

T. Wechniakoff.
Savants, penseurs et artistes.

Wundt.
Hypnotisme et suggestion.

Zeller.
Christ. Baur et l'école de Tubingue.

Th. Ziegler.
La question sociale est une question morale. 3e éd.

Derniers volumes publiés :

A. Bayet.
La morale scientifique.

A. Cresson.
La morale de Kant. 2e éd.

Marie Jaëll.
L'intelligence et le rythme dans les mouvements artistiques.

C.-A. Laisant.
L'éduc. fondée sur la science. 2e éd.

W.-R. Paterson (Swift)
L'éternel conflit.

Paulhan.
La fonction de la mémoire.

Queyrat.
Les jeux des enfants.

VOLUMES IN-8.

Brochés, à 5, 7 50 et 10 fr.; cart. angl., 1 fr. de plus par vol.; reliure, 2 fr.

Ch. Adam.
La philosophie en France (première moitié du XIXe siècle). 7 fr. 50

Agassiz.
De l'espèce et des classifications. 5 fr.

Alengry.
La sociologie chez Aug. Comte. 10 fr.

Matthew Arnold.
La crise religieuse. 7 fr. 50

Arréat.
Psychologie du peintre. . 5 fr.

P. Aubry.
La contag. du meurtre. 3e éd. 5 fr.

Alex. Bain.
La logique inductive et déductive. 3e édit. 2 vol. 20 fr.
Les sens et l'intell. 3e édit. 10 fr.

J.-M. Baldwin.
Le développement mental chez l'enfant et dans la race. 7 fr. 50

Barthélemy Saint-Hilaire.
La philosophie dans ses rapports avec les sciences et la religion. 5 fr.

Barzellotti.
La philosophie de H. Taine. 7 fr. 50

Bergson.
Essai sur les données immédiates de la conscience. 3e édit. 3 fr. 75
Matière et mémoire. 3e édit. 5 fr.

A. Bertrand.
L'enseigement intégral. 5 fr.
Les études dans la démocratie. 5 fr.

Em. Boirac.
L'idée du phénomène. 5 fr.

Bouglé.
Les idées égalitaires. 3 fr. 75

L. Bourdeau.
Le problème de la mort. 3e éd. 5 fr.
Le problème de la vie. 7 fr. 50

Bourdon.
L'expression des émotions et des tendances dans le langage. 7 fr. 50

Em. Boutroux.
Études d'histoire de la philosophie. 2e édit. 7 fr. 50

L. Bray.
Du beau. 5 fr.

Brochard.
De l'erreur. 2e éd. 5 fr.

Brunschvicg.
Spinoza. 3 fr. 75
La modalité du jugement 5 fr.

Ludovic Carrau.
La philosophie religieuse en Angleterre depuis Locke. 5 fr.

Ch. Chabot.
Nature et moralité. 5 fr.

Clay.
L'alternative. 2e éd. 10 fr.

Collins.
Résumé de la phil. de H. Spencer. 4e éd. 10 fr.

Aug. Comte.
La sociologie. 7 fr. 50

A. Coste.
Principes d'une sociol. obj. 3 fr. 75
L'expérience des peuples. 10 fr.

Crépieux-Jamin.
L'écriture et le caractère. 4e éd. 7 fr. 50

A. Cresson.
La morale de la raison théorique. 5 fr.

Devaule.
Condillac et la psychologie anglaise contemporaine. 5 fr.

G. Dumas.
La tristesse et la joie. 7 fr. 50

G.-L. Duprat.
L'instabilité mentale. 5 fr.

Duproix.
Kant et Fichte et le problème de l'éducation. 2e édit. 5 fr.

Durand (DE GROS).
Taxinomie générale. 5 fr.
Esthétique et morale. 5 fr.
Variétés philosophiques. 2e éd. 5 fr.

Durkheim.
De la div. du trav. soc. 2e éd. 7 fr. 50
Le suicide, étude sociolog. 7 fr. 50
L'année sociologique. 7 volumes : 1896-97, 1897-98, 1898-99, 1899-1900, 1900-1901. Chacune. 10 fr.
1901-1902, 1902-1903. Chac. 12 fr. 50

V. Egger.
La parole intérieure. 2e éd. 5 fr.

A. Espinas.
La philosophie sociale au XVIIIe siècle et la Révolution. 7 fr. 50

G. Ferrero.
Les lois psychologiques du symbolisme. 5 fr.

Louis Ferri.
La psychologie de l'association, depuis Hobbes. 7 fr. 50

Flint.
La philosophie de l'histoire en Allemagne. 7 fr. 50

Fonsegrive.
Le libre arbitre. 2e éd. 10 fr.

M. Foucault.
La psychophysique. 7 fr. 50

Alf. Fouillée.
La liberté et le déterminisme. 4e édit. 7 fr. 50
Critique des systèmes de morale contemporains. 4e éd. 7 fr. 50
La morale, l'art et la religion, d'après Guyau. 5e éd. 3 fr. 75
L'avenir de la métaphysique fondée sur l'expérience. 5 fr.
L'évolutionnisme des idées-forces. 7 fr. 50
La psychologie des idées-forces. 2 vol. 15 fr.
Tempérament et caractère. 3e édit. 7 fr. 50
Le mouvement idéaliste. 2e éd. 7 fr. 50
Le mouvement positiviste. 2e édit. 7 fr. 50
Psychologie du peuple français. 3e édit. 7 fr. 50
La France au point de vue moral. 2e édit. 7 fr. 50
Esquisse psychologique des peuples européens. 3e édit. 10 fr.
Nietzsche et l'immoralisme. 5 fr.

Ad. Franck.
La philosophie du droit civil. 5 fr.

G. Fulliquet.
Sur l'obligation morale. 7 fr. 50

Garofalo.
La criminologie. 5e édit. 7 fr. 50
La superstition socialiste. 5 fr.

L. Gérard-Varet.
L'ignorance et l'irréflexion. 5 fr.

E. Goblot.
La classific. des sciences. 5 fr.

A. Godfernaux.
Le sentiment et la pensée. 5 fr.

G. Gory.
L'immanence de la raison dans la connaissance sensible. 5 fr.

R. de la Grasserie.
De la psychologie des religions. 5 fr.

G. de Greef.
Le transformisme social. 2e éd. 7 fr. 50
La sociologie économique. 3 fr. 75

K. Groos.
Les jeux des animaux. 7 fr. 50

Gurney, Myers et Podmore
Les hallucin. télépath. 4e éd. 7 fr. 50

Guyau.
La morale angl. cont. 5e éd. 7 fr. 50
Les problèmes de l'esthétique contemporaine. 5e éd. 5 fr.
Esquisse d'une morale sans obligation ni sanction. 6e éd. 5 fr.
L'irréligion de l'avenir. 9e éd. 7 fr. 50
L'art au point de vue sociologique. 6e éd. 7 fr. 50
Hérédité et éducation. 7e éd. 5 fr.

E. Halévy.
La form. du radicalisme philos.
I. *La jeunesse de Bentham.* 7 fr. 50
II. *Evol. de la doctr. utilitaire,* 1789-1815. 7 fr. 50
III. *Le radicalisme philos.* 3 fr. 50

Hannequin.
L'hypoth. des atomes. 2e éd. 7 fr. 50

P. Hartenberg.
Les timides et la timidité. 2e éd. 5 fr.

G. Hirth.
Physiologie de l'art. 5 fr.

H. Hoffding.
Esquisse d'une psychologie fondée sur l'expérience. 2e édit. 7 fr. 50

J. Izoulet.
La cité moderne. 6e éd. 10 fr.

Paul Janet.
Les causes finales. 4e édit. 10 fr.
Œuvres phil. de Leibniz. 2e édition. 2 vol. 20 fr.
Victor Cousin et son œuvre. 3e édit. 7 fr. 50

Pierre Janet.
L'automatisme psychol. 4e éd. 7 fr. 50

J. Jaurès.
De la réalité du monde sensible. 2e édition. 7 fr. 50

Karppe.
Études d'histoire de philosophie. 3 fr. 75

A. Lalande.
La dissolution opposée à l'évolution, dans les sciences phys. et mor. 7 fr. 50

Lang.
Mythes, cultes et religions. 10 fr.

P. Lapie.
Logique de la volonté. 7 fr. 50

E. de Laveleye.
De la propriété et de ses formes primitives. 5e édit. 10 fr.
Le gouvernement dans la démocratie. 3e éd. 2 vol. 15 fr.

Gustave Le Bon.
Psych. du socialisme. 3e éd. 7 fr. 50

G. Lechalas.
Études esthétiques. 5 fr.

Lechartier.
David Hume, moraliste et sociologue. 5 fr.

Leclère.
Le droit d'affirmer. 5 fr.

F. Le Dantec.
L'unité dans l'être vivant. 7 fr. 50
Les limites du connaissable. 2e éd. 3 fr. 75

X. Léon.

La philosophie de Fichte. 10 fr.

L. Lévy-Bruhl.

La philosophie de Jacobi. 5 fr.
Lettres inédites de J. Stuart Mill à Auguste Comte. 10 fr.
La philos. d'Aug. Comte. 2e éd. 7 fr. 50
La morale et la science des mœurs. 2e éd. 5 fr.

Liard.

La science positive et la métaphysique. 4e édit. 7 fr. 50
Descartes. 2e édit. 5 fr.

H. Lichtenberger.

Richard Wagner, poète et penseur. 3e édit. 10 fr.

Lombroso.

La femme criminelle et la prostituée (en collab. avec M. FERRERO). 1 vol., avec planches. 15 fr.
Le crime polit. et les révol. (en collab. avec M. LASCHI). 2 vol. 15 fr.
L'homme criminel. 3e édit. 2 vol., avec atlas. 36 fr.

É. Lubac.

Esquisse d'un système de psychol. rationnelle. 3 fr. 75

G. Lyon.

L'idéalisme en Angleterre au XVIIIe siècle. 7 fr. 50

P. Malapert.

Les éléments du caractère. 5 fr.

Marion.

La solidarité morale. 5e édit. 5 fr.

Fr. Martin.

La perception extérieure et la science positive. 5 fr.

J. Maxwell.

Les phénomènes psych. 2e éd. 5 fr.

Max Muller.

Nouv. études de Mythol. 12 fr. 50

Myers.

La personnalité humaine. 7 fr. 50

E. Naville.

La logique de l'hypothèse. 2e éd. 5 fr.
La physique moderne. 2e édit. 5 fr.
La définition de la philosophie. 5 fr.
Les philosophies négatives. 5 fr.
Le libre arbitre. 2e édition. 5 fr.

Max Nordau.

Dégénérescence. 2 v. 6e éd. 17 fr. 50
Les mensonges conventionnels de notre civilisation. 8e éd. 5 fr.
Vus du dehors. 5 fr.

Novicow.

Les luttes entre sociétés humaines. 2e édit. 10 fr.
Les gaspillages des sociétés modernes. 2e édit. 5 fr.

H. Oldenberg.

Le Bouddha, sa vie, sa doctrine, sa communauté. 2e éd. 7 fr. 50
La religion du Véda. 10 fr.

Ossip-Lourié.

La philosophie russe contemp. 5 fr.

Ouvré.

Form. littér. de la pensée grecq. 10 fr.

G. Palante.

Combat pour l'individu. 3 fr. 75

Fr. Paulhan.

L'activité mentale et les éléments de l'esprit. 10 fr.
Esprits logiques et esprits faux. 7 fr. 50
Les caractères. 2e édition. 5 fr.

Payot.

L'éducation de la volonté. 20e éd. 5 fr.
La croyance. 2e éd. 5 fr.

Jean Pérès.

L'art et le réel. 3 fr. 75

Bernard Perez.

Les trois premières années de l'enfant. 5e édit. 5 fr.
L'éd. mor. dès le berceau. 4e éd. 5 fr.
L'éd. intell. dès le berceau. 2e éd. 5 fr.

C. Piat.

La personne humaine. 7 fr. 50
Destinée de l'homme. 5 fr.

Picavet.

Les idéologues. 10 fr.

Piderit.

La mimique et la physiognomonie, avec 95 fig. 5 fr.

Pillon.

L'année philosophique. 12 vol.: 1890, 1891, 1892, 1894, 1895, 1896, 1897, 1898, 1899, 1900, 1901, 1902. Séparément 5 fr.

J. Pioger.

La vie et la pensée. 5 fr.
La vie sociale, la morale et le progrès. 5 fr.

Preyer.

Éléments de physiologie. 5 fr.
L'âme de l'enfant. 10 fr.

L. Proal.

Le crime et la peine. 3e éd. 10 fr.
La criminalité politique. 5 fr.
Le crime et le suicide passionnels. 10 fr.

F. Rauh.

De la méthode dans la psychologie des sentiments. 5 fr.
L'expérience morale. 3 fr. 75

Récéjac.

La connaissance mystique. 5 fr.

Renard.

La méthode scientifique de l'histoire littéraire. 10 fr.

Renouvier.
Les dilem. de la métaph. pure. 5 fr.
Hist. et solut. des problèmes métaphysiques. 7 fr. 50
Le personnalisme. 10 fr.

Th. Ribot.
L'hérédité psycholog. 5e éd. 7 fr. 50
La psychologie anglaise contemporaine. 3e éd. 7 fr. 50
La psychologie allemande contemporaine. 4e éd. 7 fr. 50
La psych. des sentim. 4e éd. 7 fr. 50
L'évol. des idées générales. 2e éd. 5 fr.
L'imagination créatrice. 2e éd. 5 fr.

Ricardou.
De l'idéal. 5 fr.

G. Richard.
L'idée d'évolution dans la nature et dans l'histoire. 7 fr. 50

E. de Roberty
Ancienne et nouvelle philos. 7 fr. 50
La philosophie du siècle. 5 fr.
Nouveau programme de sociol. 5 fr.

Romanes.
L'évol. ment. chez l'homme. 7 fr. 50

Ruyssen.
Évolut. psychol. du jugement. 5 fr.

A. Sabatier.
Philosophie de l'effort. 7 fr. 50

Emile Saigey.
Les sciences au XVIIIe siècle. La physique de Voltaire. 5 fr.

E. Sanz y Escartin.
L'individu et la réforme sociale. 7 fr. 50

Schopenhauer.
Aphorisme sur la sagesse dans la vie. 7e éd. 5 fr.
Le monde comme volonté et représentation. 3e éd. 3 vol. 22 fr. 50

Séailles.
Ess. sur le génie dans l'art. 2e éd. 5 fr.

Sergi.
La psychologie physiolog. 7 fr. 50

Sighele.
La foule criminelle. 2e édit. 5 fr.

Sollier.
Psychologie de l'idiot et de l'imbécile. 2e éd. 5 fr.
Le problème de la mémoire. 3 fr. 75

Souriau.
L'esthétique du mouvement. 5 fr.
La suggestion dans l'art. 5 fr.
La beauté rationnelle 10 fr.

Herbert Spencer.
Les premiers principes. 9e éd. 10 fr.
Principes de psychologie. 2 vol. 20 fr.
Princip. de biologie. 5e éd. 2 v. 20 fr.
Princip. de sociol. 4 vol. 36 fr. 25
Essais sur le progrès. 5e éd. 7 fr. 50
Essais de politique. 4e éd. 7 fr. 50
Essais scientifiques. 3e éd. 7 fr. 50
De l'éducation physique, intellectuelle et morale. 11e édit. 5 fr.

Stein.
La question sociale au point de vue philosophique. 10 fr.

Stuart Mill.
Mes mémoires. 3e éd. 5 fr.
Système de logique déductive et inductive. 4e édit. 2 vol. 20 fr.
Essais sur la Religion. 4e édit. 5 fr.

James Sully.
Le pessimisme. 2e éd. 7 fr. 50
Etudes sur l'enfance. 10 fr.

G. Tarde.
La logique sociale. 2e édit. 7 fr. 50
Les lois de l'imitation. 4e éd. 7 fr. 50
L'opposition universelle. 7 fr. 50
L'opinion et la foule. 2e édit. 5 fr.
Psychologie économique. 2 vol. 15 fr.

Em. Tardieu.
L'ennui. 5 fr.

P.-Félix Thomas.
L'éduc. des sentiments. 2e éd. 5 fr.
Pierre Leroux. Sa philosophie. 5 fr.

Thouverez.
Réalisme métaphysique. 5 fr.

Et. Vacherot.
Essais de philosophie critique. 7 fr. 50
La religion. 7 fr. 50

L. Weber.
Vers le positivisme absolu par l'idéalisme. 7 fr. 50

Derniers volumes publiés :

Dauriac.
Essai sur l'esprit musical. 5 fr.

Draghicesco
Rôle de l'individu dans le déterminisme social. 7 fr. 50

E. Fournière.
Théories social. au XIXe siècle. 7 fr. 50

E. Gley.
Études de psycho-physiologie. 5 fr.

Jacoby.
La sélect. chez l'homme. 2e éd. 10 fr.

Lauvrière.
Edgar Poë. Sa vie. Son œuvre. 10 fr.

A. Lévy
La philosophie de Feuerbach. 10 fr.

Th. Ribot.
La logique des sentiments. 3 fr. 75

G. Saint-Paul.
Le langage intérieur et les paraphasies. 5 fr.

James Sully.
Essai sur le rire. 7 fr. 50

1081-04. — Coulommiers. Imp. Paul BRODARD. — 11-04.

www.ingramcontent.com/pod-product-compliance
Ingram Content Group UK Ltd.
Pitfield, Milton Keynes, MK11 3LW, UK
UKHW020140200726
13856UKWH00003B/779

9 782012 895638